静坐

流传千年的健身长寿秘法

U0385765

舒建臣 著

辽宁科学技术出版社

·沈阳·

序

　　国家的繁荣昌盛，是健康的政治力量推动的结果。国家强盛了，人民富足了，就自然会格外重视精神文明建设，重视人民的身心健康，重视各民族素质的改善，也就自然会注重民族传统文化的继承和发扬。近年来，随着国运的昌盛，民气的勃发，全民健身事业得以复苏并且蓬勃发展，国家也非常重视全民体育运动健身。全国各地各样的健身团体或组织相继成立，多种健身刊物先后问世，不少健身大师设馆设场授徒，公开了许多不传之秘，吸引千万人加入了健身行列，科技界也有有识之士参与了健身的科研工作，不少海外侨胞和国际友人也对中华健身之法表现出极大的兴趣。源远流长的中华健身之术显示出强大的生命力，并正逐步成为一门独具特色的科学。

　　静坐是中华民族的一份宝贵的文化遗产，在我国已流传千年，古今各家学术流派衍生有数种，功种功法复杂，为了普及这门科学知识，让静坐锻炼之法较易于为人们学习掌握，以便在人民群众中很好地开展起来，我们在学习、继承、总结古今有关静坐养生理论知识、学术经验的基础上编撰了本书，书中阐述静坐发展史，静坐的特点及其临床意义，静坐的作用原理及静坐养生理论，还介绍静坐练功的经验，总结有关静坐锻炼的基本原则、要领，较为易于学习掌握的静坐功种功法，解决纠正和防止练功出偏差的问题，静坐的应用等，从理论上加以分析、说明，以便广大读者对静坐有所认识，并掌握静坐锻炼方法，以尽快学好练好静坐。

近年来，我们在教与学咏春拳和截拳道的实践中，将静坐与武术内功互相联系对比阐述，同时对静坐功法修持的理论进行研究，并不断与各地先辈交流探讨，多方请教，探究释、道、儒、医各家的有关知识。古往今来，无论哪家哪派，凡是以善生为练功目的，无不以习静为主。与此同时，对于"静"的含义，各家有不同的解释；对于静功的练法，各家更有不同的讲究。有的追求虚无，有的注重守窍，有的讲究坐忘，有的单讲空了，然而对"静"字却没有统一的概念，更没有从本质上说明意静对生命的关系和对气血的作用。尽管这样，在不断的练功实践和理论探究的过程中，我们觉得，自古以来难以计数的修习者和多种静坐书之中，虽然理论上各讲各的，实践上功法各异，各有各的片面性，但也包含着内在统一的东西。可以从这些探究中，把握理论与实际相统一的观点，探寻一些带规律性的道理，逐渐总结出人体生命运动必须遵循整体平衡的道理。

大自然中一切运动都是为了消除差异，追求平衡。任何物体失去平衡就要停止运动。人想要保持健康长久，就必须使其气血运化功能保持协调平衡，否则就会导致疾病以至于死亡。修习静坐之所以有祛病之效，根本原因就在于一个"静"字可以协调运化功能的平衡。掌握了这个道理，就可以在静坐练功中有明确的方向，功夫的不断长进则会大有希望，延年益寿也一定可以实现。道家宗祖老子主张"清静无为"，即"归根曰静"，说的是意静方能寻得事物的根源；佛家宗祖释迦牟尼主张"应生清静心"，即"信心清胸，则生实相"，说的是心静才能感觉到事物的本质。这些都是说从"静"字上有了深刻的体会，明白了较多的养生处世的道理。

静坐中，一个"静"字，有着无穷无尽的内涵，看起来像是极其简单的"静坐"，却可以产生难以估量的作用，特别是对于人体生命至关重要。医学古典籍《黄帝内经》把阴阳看成是天地运化之道，人也是本于阴阳而生成，认为阴阳可偏废。"阴胜则阳病，阳胜则阴病""阴平阳秘，精神乃治"。因此在《素问·上古天真论》中也有说："提擎天地，把握阴阳，呼吸精气，独立守神，肌肉若一，故能寿敝天地，无有终时。"就是说，依据天地存在，阴阳变化之道，把握真气的运化规律，使精神内守与形体合一，形、气、神保持协调平衡，自能益寿延年。从本质上来说，包括静坐功在内的养生理论和方法与《黄帝内经》阐述的道理是一致的。中华民族几千年以来的实践，证明了《黄帝内经》中所讲的养生之理和治病之法基本上是正确的。同样，其具有朴素的唯物辩证法的阴阳学说，几千年来在我国思想领域内起着指导性的作用，特别是在养生保健方面，直至今日仍不失为理论根据。不过因时代的局限，其中有些是欠科学的，需要我们在实践中予以修正。

　　静坐，是武术内功（内壮功）的一部分，是一种包含深奥哲理、效果显明的养生妙法，这种功法简便易行、无任何副作用，只要修习者具备信心、诚心、虚心、恒心和悟心，定可以在修习中获得理想之效果。为此，我在不断揣摩中，将多年来学习、实践、研究的点点滴滴汇成本书，供修习者引用参考，希望对中华医学和武术事业的发扬光大有所助益。

目　录

第一章　静坐概述 ……………………………………………… 001

第一节　静坐溯源 …………………………………………… 001

一、静坐溯源 ……………………………………………… 002

二、静坐之名 ……………………………………………… 004

第二节　静坐的流派 ………………………………………… 005

一、儒、释、道三家流派修持的相同之处 …………… 005

二、儒、释、道三家流派修持的不同之处 …………… 007

第三节　静坐与长生不老 …………………………………… 007

一、静坐与长生不老 ……………………………………… 007

二、人的一生 ……………………………………………… 008

第二章　静坐基础理论 ………………………………………… 011

第一节　静坐的作用原理 …………………………………… 011

一、静坐是可以发挥人体潜力的生命科学 …………… 011

二、人体场的探索 ………………………………………… 016

第二节　静坐的基础理论 …………………………………… 017

一、真气与分布 …………………………………………… 017

二、丹田与丹田之气 ……………………………………… 020

三、脏腑与脏腑之气 ……………………………………… 022

四、经络与经络之气 ……………………………………… 025

五、精、气、神 …………………………………………… 051

第三节　静坐修习的基本原则 ……………………………… 053

一、明确修习练功目的 …………………………………… 054

二、认识气和意的辩证关系 ……………………………… 055

三、练功循序顺其自然 …………………………………… 057

四、静坐的参考问题 ……………………………………… 058

第四节　静坐修习的基本要领 …………………………… 060

一、放松入静 ……………………………………………… 061

二、调息行气 ……………………………………………… 062

三、意气相随 ……………………………………………… 063

四、精神内守 ……………………………………………… 064

五、练养相兼 ……………………………………………… 065

第三章　静坐姿势功法 …………………………………… 067

第一节　静坐姿势 ………………………………………… 068

一、静坐姿势 ……………………………………………… 068

二、手部结印 ……………………………………………… 072

三、其他静坐姿势 ………………………………………… 079

四、静坐姿势的锻炼意义 ………………………………… 084

五、卧式姿势 ……………………………………………… 085

六、站式姿势 ……………………………………………… 091

七、行式姿势 ……………………………………………… 092

第二节　静坐姿势功理 …………………………………… 094

一、姿势锻炼的要求 ……………………………………… 094

二、姿势的锻炼与检查 …………………………………… 095

三、姿势锻炼的功理 ……………………………………… 096

第三节　静坐的呼吸 ……………………………………… 100

一、静坐的呼吸 …………………………………………… 100

二、古代对呼吸锻炼的认识 ……………………………… 103

三、呼吸方法与运用 ……………………………………… 105

四、呼吸的原则和要求 …………………………………… 107

五、呼吸锻炼的观察 ……………………………………… 109

六、呼吸时的生理机制 …………………………………… 109

第四节　静坐的意念观想 ………………………………… 110

一、静坐的意念和观想 …………………………………… 111

二、练意的方法和应用 …………………………………… 115

三、练意的原理 …………………………………… 117

四、观想的分类 …………………………………… 118

五、静坐观想的作用 ……………………………… 119

六、静坐观想功法 ………………………………… 121

七、观想的原理和要求 …………………………… 141

第四章 静坐修习中的问题 144

第一节 修习中的姿势 …………………………… 144

一、姿势的选择和运用 …………………………… 144

二、姿势的具体选用 ……………………………… 146

第二节 修习中的呼吸 …………………………… 146

一、不能盲目追求呼吸的形式和方法 …………… 147

二、以平常之心对待呼吸 ………………………… 147

三、深长的腹式呼吸是练出来的 ………………… 147

四、随息式各法是临时手段 ……………………… 147

五、停闭式呼吸不宜在初期练功用 ……………… 148

六、气沉丹田是呼吸的体会 ……………………… 148

第三节 修习中的用意 …………………………… 148

一、用意的四种病态 ……………………………… 149

二、内视、存想和观想 …………………………… 149

三、存神和凝神 …………………………………… 150

四、着意、着想和执着 …………………………… 150

五、默念字句诱导 ………………………………… 151

第四节 修习中的放松 …………………………… 151

一、松和放松的认识 ……………………………… 151

二、强调放松的原因 ……………………………… 151

三、对放松的体会 ………………………………… 153

四、体会不到放松的原因 ………………………… 153

五、不能放松的解决 ……………………………… 154

六、放松中的注意要求 …………………………… 154

第五节 修习中的入静 …………………………… 155

一、入静的认识 …………………………………… 155

二、入静的程度 …………………………………… 155

三、入静的注意问题 …………………………………………… 156

四、与入静有关的问题 ………………………………………… 156

第六节　修习中的杂念 ………………………………………… 158

一、念头的种类 ………………………………………………… 158

二、杂念的对待 ………………………………………………… 159

三、杂念的解决方法 …………………………………………… 159

第七节　修习中的感觉 ………………………………………… 160

一、感觉的体验 ………………………………………………… 160

二、感觉的产生和应对态度 …………………………………… 161

三、感觉的反应处理 …………………………………………… 162

第八节　修习中的偏差 ………………………………………… 163

一、偏差的出现和预防 ………………………………………… 163

二、内气不止 …………………………………………………… 164

三、外动不已 …………………………………………………… 165

四、走火 ………………………………………………………… 167

五、入魔 ………………………………………………………… 168

第九节　修习中的安排 ………………………………………… 169

一、时间的安排 ………………………………………………… 169

二、练功前、中、结束时的安排 ……………………………… 169

三、练功期间的要求 …………………………………………… 170

第五章　静坐的应用 …………………………………………… 172

第一节　静坐的辨证论治 ……………………………………… 172

第二节　呼吸的辨证运用 ……………………………………… 173

第三节　用意的辨证运用 ……………………………………… 174

第四节　动功的辨证运用 ……………………………………… 175

第一章　静坐概述

静坐，通常指静静地坐在那里，但静坐并不是仅仅静坐在那里的状态，而是对身体姿势、呼吸、意念各方面有所要求，达到增强体质、治疗疾病的目的。因此，静坐是一种概括之名。这种姿势的锻炼、呼吸的锻炼、意念的锻炼，古人也称为调身、调息、调心。

第一节　静坐溯源

中国，乃至世界，都正在兴起静坐的热潮，也正是静坐的神秘性，吸引着无数的中外大众或学者，去修习或研究东方的这一传统文化。至于静坐的吸引力以及与瑜伽静坐的影响，修习者在中外有数千万之众。这既反映了人们为了强身健身、驱除顽疾，以饱满的精神投入火热的现实生活的迫切要求；又反映了人们从较高的层次上探索人类生命奥秘的强烈愿望。人类社会是整个宇宙的组成部分，在科学极不发达的古代东方，人们通过被称为静坐、瑜伽冥想等的特殊修炼手段，激发人体内部的潜能，以便使生命燃烧起辉煌的火焰，开发出最高的智慧，从而认识到人类生命的实质，创造出更多的精神和物质财富，进而与宇宙沟通有关信息，逐步破译大自然所隐含的密码。

人们在一般的、外向型的人生经历与思维方式中，是较难理解古人在特殊的、内向型的静坐禅修状态下所体验到的境界。静坐作为历史、文化的一个重要现象，值得史学界、文化界去进行深入研究。东方静坐哲学中的许多理论，就是古代哲人在悟道修炼的过程中创立的，诸如元气说、天人感应说等，便是突出的例证。还有祖国医学中的整体观、经络学说的出现，都与静坐密切相关。甚至是武术技击中的神奇威力也大多与静坐有关。

一、静坐溯源

最早关于静坐的说法，在《老子》中就提出了"虚其心，实其腹"的观点，这一观点被后来的静坐法作为宗旨，甚至在各种功法中大量被引用。后在《庄子》中，提出一种"坐忘"的静坐方法。这一战国时期流传的"方仙道"，也多是用静坐的方法进行修身养性。只是这一时期有关静坐的记载极为少见，直到《隋书》经籍志中所收列的《导引图》，也仅反映出来一些静坐的介绍。

坐式作为静坐应用中最普遍的姿势。在汉代以前都是席地而坐的，就是在坐的时候，两膝着地，脚掌朝上，身体坐在脚掌上。与跪不同，跪虽也是膝着地，但是伸腰及股。东汉初年，佛教开始传入我国，乃至有了盘坐的姿势。盘坐在佛教中被称为"结跏趺坐"。"趺"同"跗"，是指足背，"跏"原是"加"字，加趺即双足交叠而坐。跏趺坐又分为全跏趺与半跏趺。《指道真诠》引《释氏要览》说："全跏趺是如来坐，半跏趺是菩萨坐。"这就是常说的双盘与单盘。在盘坐中还有所谓降魔与吉祥之分。根据《一切经音义》卷八记载，全跏趺有两种：一种是降魔坐，先以右足压左股，后以左足压右股，此即左押右，手亦左在上，禅宗多传此坐；另一种是吉祥坐，先以左足压右股，后以右足压左股，两足掌仰于二股之上，手亦右押左，安仰加趺之上，密宗又称此为莲花坐，并称半跏趺坐为吉祥坐。在《大智度论》卷七称："诸坐法中，结跏趺坐最安稳，不疲极，此是坐禅人坐法。"

东汉时佛教传入中国，这一时期养生法和道教之流方法已有所改进，道家以"身心兼顾"为主，称为"性命同修"；佛家则以"练心为主"，置身体于度外。

到了东汉后期，北方少数民族的一种家具"胡床"传进汉族地区，胡床又成为日常使用的椅子，人们离开了席子，改为坐椅子，于是开始有了端坐等姿势。

由静坐衍生出来的不同的姿势，随着不断的发展，开始具体讲究"吐纳""导引""定功""静功""内功""调息""静坐"等各法，这些名称虽不相同，但都是从不同的角度、姿势、呼吸、心神的修炼，以达到培育元气的目的。

汉末至晋朝时期，静坐功法进一步发展，并被各家创造成不同的功法。葛洪所著的《抱朴子》中就有专论吐纳导引的理论和方法，并提出用呼吸吐纳来"行气"，可以"内以养身，外以却邪"。到隋唐时期有巢元方所著的《巢氏诸病源候论》中提出了辨证选功的理论方法。

唐代孙思邈所著《千金方》记载有"和神导气之道，当得密室，闭户安床暖席，枕高二尺半，正身偃卧，瞑目闭气于胸中，鸿毛着鼻而不动，经三百息，耳无所闻，目无所见，心无所思"等调息练神的具体操作方法。

宋朝有《圣济总录》，以及这个时期的养生专著《四时颐养录》《寿亲养老新书》等，对静坐养生的论述更加系统完整。

元朝时王中阳的《泰定养生主论》中有许多篇幅专门论述，包括静坐和养生之道。

明朝李时珍所著的《奇经八脉考》中，记载了一些具体的练功方法，提出了"内景隧道，唯返观者能照察之"的具体练功方法和体会。

清朝时名医汪讱庵所著的《医方集解》中，载述了调息功的详细操作方法和注意事项。医家沈金鳌所著的《沈氏遵生书》中，在其卷首中提出了练功十二则，并对意守和入静作了深刻的论述。

直到今天，静坐的大家对静坐疗病方面做出了许多的论述，诸如静功疗养法、瑜伽呼吸静坐法等，方法上也因各家不同而有所创新。

从静坐发展的文献中可以看出，不只是静坐有专门的记载，甚至是医书中都有静坐的记述，因此，这项运动是非常珍贵的，尽管限于历史的因素，在各种各样的流派中可能掺杂了一些宗教迷信色彩，但各种静坐功法的运用和治疾、保健作用是肯定的，并对我国医学的发展都会起很大的促进作用，对于修习者都有一定的益处。

二、静坐之名

"静坐"一名，"静"的含义，佛、儒、道、医各家各有不同的解释，且对于"静"字没有统一的概念，也没有本质上说明意静对生命的关系和对气血的作用。尽管各家各有无数修习者，在理论上各讲各的，实践功法上各异，甚至各有各的片面性，但也包含着内在统一的东西，只要修习者能够把握理论与实际相统一的观点，自可渐渐地悟出一些规律性的道理，并在修习实践的过程中逐渐弄懂人体生命运动必须遵循整体平衡的道理。

大自然中的一切运动都是为了消除差异，追求平衡。任何物体失去平衡就要停止运动。人也一样，人想要保持健康长寿，就必须使气血运化功能保持协调平衡，否则就会导致疾病以至于死亡。修习静坐之功有祛病延年的功效，其根本原因就在于一个"静"字，静可以协调运化功能的平衡。弄懂这个道理，就可以保证练功有个明确的方向，功夫的不断长进也大有希望，延年益寿也一定可以实现。大脑智能的开发，潜能的产生，也可以由此而来。道家之祖老子主张的"清静无为"，即"归根曰静"，就是说的意静方能识得事物的根源；佛家之祖释迦牟尼主张的"应生清静心"，即"信心清静，则生实相"，就是说的心静才能感觉到事物的本质。他们都是从"静"字上有了深刻的体会，明白了较多的养生处世的道理。如此等等，在那个科学技术并不发达的古代，就被说成了"得道""成仙"，以至于被后人尊称为"神仙""佛祖"。

"静"字，有着无穷无尽的内涵，看起来似乎极其简单的"静坐"，却可以产生难以估量的作用，特别是对人体生命至关紧要。古代著名的医学典籍《黄帝内经》把阴阳看成是天地运化之道，人也是本于阴阳而生成的，认为阴阳不可偏废。"阴胜则阳病，阳胜则阴病""阴平阳秘，精神乃治"。因此《素问·上古天真论》中有说："提挈天地，把握阴阳，呼吸精气，独立守神，肌肉若一，故能寿敝天地，无有终时。"也就是说，依据天地存在，阴阳变化之理，把握真气的运动规律，使精神内守与形体合一，形、气、神保持协调平衡，自能益寿延年与天地共长久。所以，从本质上来说，包括静功在内的养生理论和方法与《内经》阐述的道理是一致的。从古至今几千年来的实践证明了《内经》中讲的养生之理和治病之法基本是正确的，且在养生保健方面直至今日仍不失为理论根据。

"坐"，是一种包含深奥哲理、效果明显的养生妙法，它简便易行无任何副作用，只要修习者具备信心、诚心、虚心、恒心和悟心，定可以"坐"获得理想之效果。"坐"，即姿势，统括儒、释、道三家，历来相传有无数种，并包括了卧睡的姿势与方法。

第二节　静坐的流派

静坐从有记载的《隋书》经籍志以来，经过无数实践和发展形成了以今天儒、释、道三家为代表的流派。过去的中华文化以儒、道二家学术思想为主流，后来的佛家学术思想快速发展，并随着历史的进程深入朝野，便形成了今天的儒、释、道三家鼎立之势。

一、儒、释、道三家流派修持的相同之处

从整个中华传统历史文化来看，中华民族精神的主流力量，仍是以儒家为正统为重心，且其有一贯之道统圣脉可寻。道家则是辅翼之，相辅相成，表里为用，从而构成了中华民族传统历史文化的中心。佛家仅是一种以出世为主的宗教思想而已。透视这三家不同的流派，其门庭互异，但究其深入研究，则其本体与最上一乘境界，及其借修炼以高尚其人生，圣化其人生，而完成其人生为初旨者，则并无两样，都是所谓的一致而百虑，殊而同归。

道、佛二家，在透入"仙佛境界"修持以后，尚有大事可作。儒家则于"超凡入圣"以后，亦同样有大事可作。参天地，并日月，赞化育，这样的"同天境界"，还有性道与天道等，全需要由功夫行证上得来，其修持过程是非语言文字所能表达出来的。

儒、释、道三家圣人对完成其人生最高境界的修持方法，均以"致静"为原则，而以"静坐"为基本功夫修习。人生天地间，不动则无以成物，不静则无以成圣。动以成诸外，静以养诸内。内圣

外王的"格致诚正修治齐治平"之一脉心传，均是以内静为础石为枢机。动生于静，无静则无以成其动；动之原力与潜能，皆藏于静而亦生发于静。纵观人生心性的修养来说，则仍是以静学为圣脉。因此，"静定"之学乃为三家所共学，不但成佛成仙与做圣人之道如此，即使要成为一个顶天立地的大英雄豪杰，以及学问家或发明家，亦是如此，如果希望其所大者能发挥至于极致，至于无可以加之最高境界，均非内有其最高最大之静定修养，则是不可能实现的。所以，世间人修行之法，儒、释、道三家均各有其修炼功夫之道。对此，道家最高明而最严密，佛家次之，儒家更次之。但以理论而言，则是以儒家最博大，且不陷于虚玄，而又切于伦常日用。因儒家静坐法无专籍，历代大儒，多是兼采道、佛二家的方法，以为其修心养性与超凡入圣的功夫。至于其心法，则就散在诸家典籍之中，比比皆是，只是从过去到今天，大家皆弃而不用，更无人为之阐微发隐了。

一般人多认为静坐的目的在于祛病延年与健康长寿，其更为积极的意义与主要目的，在于使人能借内静内养功夫，以涵融其心性神气品德，则兹而修持向上，以充实其人生，高尚其人生，直超圣境，而与天合一，与道合真，而证入人生的最高境界。达此种境界，可称之为圣人境界，佛陀境界，真人（神仙）境界。可以不受时间与空间之限制，而与天地永存。

过去的年代，对于探究静坐的知识都没有什么门户成见，诸如唐朝慧海和尚所撰《顿悟入道要门论》中就说："又问儒、道、释三孝为同为异？师曰：大量者用之即同，卜机者执之即异。总从一性上起用，机见差别成三。迷悟由人，不在教之异同。"

从静坐方法上说，其都有相同之处。诸如《大智度论卷》中说："初学系心缘中，若眉间、若额上、若鼻端。"智颛大师所撰的《修习止观坐禅法要》中说："脐下一寸，名忧陀那，此云丹田，若能止心守此不散，经久即多有所治。"这与道家的守窍有着相似之处。

说到这里，就是告诉静坐者，探讨静坐可不受宗教与派别的拘限。

二、儒、释、道三家流派修持的不同之处

从古至今的养生术，是由儒、释、道三家根据《易经》、《内经》而来的，是同源异流之术。释、道二家早已成为宗教，人称儒教者，则为教育之教，故称其为家。儒、释、道三教先是互攻，继而为三教兼修，三教相通，三教合一，三教又分。如今，儒学早已深入人心，佛教为国人普遍崇敬，道教（非道家）则偏重唯物，但却有些迷惑人的地方。

儒家，以养心寡欲静心为主，练尽心知性之功，其方法是以先定而静，由静而安，由安而无虑，由无虑而得，得到气通周身的效果。此方法就是常人所说的气血回转或气血循环。道家，是以修大小河车，或大小周天，来借以养生延年。其练功层次，为物有本末，事有终始，知所先后，则近道了。佛家，则是以修性入道。

儒家正心称为"止"，释家明心称为"定"，道家炼心称为"静"。

第三节　静坐与长生不老

修习者都想知道静坐的方法，以及怎么打通任督二脉与奇经八脉，或者密宗的三脉七脉等，同时又牵涉到长生不老的问题。

一、静坐与长生不老

人要长生不老，与天地共长久，就是祛病延年的引申，以及肉体生命的常在和精神生命永恒。

祛病延年的引申，是一个人了解了许多养生的必要知识之后，使自己活着的时候，无病无痛，快乐地活着，万一到了死的时候，既不麻烦自己，也不拖累别人，痛快地死去，这便是人生最难求得的幸福，即所谓的善终。

长生不老，不死，是指的精神生命。精神生命的本体，是超越

于心物以外而独立存在的生命原始；它的作用和现象，便是现有的生理和心理的意识状态。

　　静坐中"祛病延年"的"长生不老"之术，其有道可修"长生不老"是有可能的。但是，必须了解，这毕竟是一件个人出世的事功，并非入世利人的寡业。如果一面要求现实人生种种的满足，同时又要"长生不老"，那只有问之虚实，必无结果。在《说郛》中记载了一个故事：有一位名公巨卿，听说有一个修行的人已经活了二百多岁，还很年轻，便请他来求教修行的诀窍。这个道人说："我一生不近女色。"寻位巨公听了以后，便说："那还有什么意思，我何必修行。"其实，除了男女关系以外，现实人生的欲望，有些还胜过男女之间的要求更多更大。同时，更必须了解想要求得"长生不老"，这便是人生最大的欲望，当然也便是阻碍修习的最大原因了。一个人在世界上要想学成某一门的专长，必须舍弃其他许多方面的发展，何况要想达到一个超越常人的境界！道家的《阴符经》也说："绝利一源，用师十倍。"不绝世间多欲之心，又想达到超世逍遥之道，这是绝对不可能的事情。

二、人的一生

　　人的生命活动的生、壮、衰、亡这个全部过程，在《性命法诀》所描述："在母腹时，双手抱耳，目并膝曲，口鼻无有呼吸，全以母之呼吸为呼吸，母之性命为性命，不吃食物，日渐生长，唯此脐带连于母腹，十月气满胎圆，直与瓜熟蒂落无异，而降生之期至矣。既落生后，身软如绵，其象属坤。脐带一剪，先天祖炁立断，迫不得已，'哇'的一声，后天之气遂由口鼻进入。从兹两眼分开，舌亦不接任督二脉。性带气，上移于心；命带气，下入于肾，相距八寸四分，元神失位，识神主事。自少而壮，壮而老，老而呜呼。性命不能合一，每三十二个月，生六十四铢元炁。自一岁起，至两岁零八个月，生乎一阳，长元炁六十四铢，为地雷复卦。至五岁零四个月，生乎二阳，又长元炁六十四铢，为地泽临。至八岁，生乎三阳，又长元炁六十四铢，为地天泰。至十岁零八个月，生乎四阳，又长元炁六十四铢，为雷天大壮。至十三岁零四个月，生乎五阳，又长元炁六十四铢，为泽天夬。至十六岁，生乎六阳，又长元气六十四铢，体变纯阳为乾卦，天地正气，三百六十铢，连同父母祖炁二十四铢，计共三百八十四铢，正合一斤之数，夺得三百八十四铢元炁则生。及至十六岁，以识神主事，知识渐开，而火上炎，性为心役，脑内终日盘旋七情六欲，名绳利锁，机诈日深，钩心斗争，层出不穷，不知实伤天真，内劳其心，外劳其力，心力已经受伤，而其性遂有来有去，其寿暗损。关窍既开，天真已凿，无有不泄之理。而水下流，酒色博荒，复旦旦而伐之，精耗炁亏。故入生死之途。自此而后，阳炁渐消，阴炁渐长，以成人道。由十六岁起，每历九十六个月，则生一阴，至二十四岁，生乎一阴，不知葆真，耗元炁六十四铢，为天风姤。至三十二岁，生乎二阴，以妄为常，无所避忌，又耗元炁六十四铢，为天山遁。至四十岁，生乎三阴，全不修省，任意而行，又耗元炁六十四铢，为天地否。至四十八岁，生乎四阴，仍然恃强好胜，肾炁渐竭，发须苍白，又耗元炁六十四铢，为风地观。至五十六岁，生乎五阴，心迷色声之场，身堕名利之境，肝气渐衰，眼昏多忘，甚至于筋痿疲倦，仍不醒悟，又耗元炁六十四铢，为山地剥。至于六十岁，生乎六阴，斯时不悟真常，醉生梦死，发白气短，容槁形枯，又耗元炁六十四铢，复为坤卦，不能生精保身，将三百八十四铢元炁、正气耗尽，而无常至矣。八十岁人常多，何以不死，仰仗后天米谷之精，以培补后天之精气。或因生平操持得法，身体强弱不同，故不能概以论之。年已老，精炁未竭，亦可享其天年。若有志修炼，求名师指示'丹药还元法'，衣破布补，桌破木补，人之元体破则以精补之，即得长生。采补百日，得元炁六十四铢，一阳返回身体，乾坤自复姤而来，阴极而阳生，由坤变为地复雷，一阳生也，此即添油接命之法。再加功进步，一意前追，又采补百日，又添元炁六十四铢，由复变为地泽临，二阳生也，身体健壮，百病全消。再如前积极进功百日，又添元炁六十四铢，由临变为地天泰，三阳生也。三阳开泰，万窍同春，功夫至此，步履轻快，目明耳聪。仍继续前行百日，又补元炁六十四铢，由泰变为雷天大壮，四阳生也，此时身体，如巨富之家，无处不有金玉，肌肤光润，发白返黑。再如前进功百日，又补元炁六十四铢，由大壮变为泽天夬炁，五阳生也，精神百倍，齿落重生，愈加精勤，再进百日之功，又增元炁六十四铢，由夬变为乾，此六阳生也，夺得天地日月精华，周身如同童子纯阳之元体，复成为太极，真阳之炁与真性合而为一，才生出此慧光，亦即鼎中真性，炉中真命之光也。"由此看来，如能正确修炼，返老还童，长生久视，是有可能做到的。

因此，本书中静坐之意，即在于此。

第二章 静坐基础理论

　　静坐，是中华民族的一份宝贵的文化遗产，也是中医学宝库中的一颗璀璨的明珠。早在春秋战国时期，人们就已盛行用静坐养生防病治病了，它是人们在同大自然、疾病做斗争中，运用意识的引导作用，对生命活动实行自我控制、自我调节的经验总结，是一种独特的自我身心锻炼方法。它既锻炼人的身体，又修炼人的意识，对于增强体质，开发人的智慧，防病治病，延年益智，都具有重要的意义。

第一节　静坐的作用原理

　　静坐能使人强身治病，如前所述，是通过人体的自我身心锻炼，运用意识的引导作用，调动人体自身的内气（亦即真气），发挥人体的潜在能力，从而启动人体固有的自我调节控制系统，发挥人体自我调节的生理机能，以达到强身治病。通过静坐锻炼和其机理的研究，有可能使人类认识和掌握人体的自我调节控制系统，探索人体生命活动的奥秘，为医学科学以及生命科学的研究，开辟一个新的领域。

一、静坐是可以发挥人体潜力的生命科学

　　中医学认为，气是维持和调节人体生命活动的一种基本物质。"气者，人之根本也，根绝则茎枯矣。"此处的气，包括宇宙中的天地之气、人体中的先天之气（元气）和后天之气（水谷之气）。诸

如《灵枢·刺节真邪论》中所说："真气者所受于天，与谷气并而充身者也。"这就是指出天地之气水谷等营养物质化生之精气，同人的先天之气结合就是真气。而静坐就是锻炼人的真气。真气聚集，贮存于丹田部位，亦称丹田之气。它循经络系统运行全身，内属脏腑，外络肢节，温养肌肉脏腑，润泽筋骨皮毛，司升降开合，密腠理而御外邪，它是人体生命活动的根本动力。"正气存内，邪不可干"正是此意。同时气与血又密切相关，"气为血帅，气行血行，气血瘀阻，病由之生，气血通则病自愈"，就是说明气在人体生命活动中的重要意义。

"气"的物质基础，根据科学实验的结果初步认为："气"是某种物质能量发出的某种电磁波信息或其他信息。有些训练有素的气功师通过运气，就能把自身内气发放出来，称之为外气。

生物控制论认为，一个生命系统必具有某种信息，且不断从外界获得信息，以实现生命体与环境的统一。信息是有序性的，它体现了一个系统的组织化程度，而高度组织化正是生命系统的特点，生物有序化程度越高，信息越强。

静坐锻炼能调动人体的潜力发挥自我调节的作用，就是从静坐锻炼得出以下几方面的结果：

第一，从现代科学生物控制论的观点来说，人体是一个完整的自我调节控制系统，大脑是自我调节控制系统中心，分析处理来自内、外环境的种种信息，以维持生命活动的动态平衡。人体通过静坐放松入静的锻炼，首先可使大脑机能处于同步状态。由生理实验证明，当放松入静时，可见到脑电图 α 波波幅增高（由 50 微伏升至 180 微伏），并由枕叶逐渐向颞叶扩散且单位时间氧耗率明显下降，比清醒状态下的正常人约低 16%，正常人在熟睡时的单位时间氧耗率才降低 10%。实验证明了练功比睡眠能得到更好的休息，它不仅可以使大脑皮层中由致病因素引起的不良刺激或紧张信号得到减轻或消除，使中枢神经得到调整和平衡，且可使大脑皮层产生的疲劳得到减轻或消除，中枢神经得到调整和平衡，同时使大脑皮层和全身脏器得到休养生息。放松入静训练还可使基础代谢率降低，熵的增加率变慢（熵的增加率大于排出熵的流量是生物体衰老的标志），使大脑皮层各区域的脑电波趋于同步（一般正常人是不同步的），以额叶、顶叶尤为明显，功夫越高，则同步性越高，表明脑细胞的电活动有序化程度提高。这说明静坐锻炼能使人体生命活动的最高中枢组织内耗减少，效率提高。生化实验也表明，放松入静的训练能使血浆中的皮质激素、生长激素等分泌量降低，从而使蛋白质更新率和酶活性都有变化。因此，可以证明放松入静的锻炼可使人体代谢变慢、免疫系统功能提高。实验还证明，放松入静锻炼也能使中枢神经介质发生变化，5-羟色胺代谢水平比正常人高 2~3 倍，多巴胺分泌下降。中枢 5-羟色胺不仅对大脑皮层诱发电有抑制作用，并具有反馈的自我调节作用。这都说明了放松入静锻炼可以发挥脑细胞的自我调节作用。这种自我调节的现象，在一些静坐修习者中可以看到，如有的修习者达到一定程度时，能产生某种不由自主的自发性动作，或者手臂自由摆动，或者身体自由晃动等。这些自发性的动作，是下意识的动作，可能是由于大脑皮层高度入静以后出现的状态，从而调动了下丘脑的功能，使之下意识释放，通过身体某部位信息的反馈作用而产生相应的自我调节。对于患病的修习者，由于静坐练得好，在练功到一定程度时，会很自然地产生自我调节，并在不知不觉中把自己的病治好了。这是人体通过静坐练功后，发挥人体固有的自我调节潜在能力所产生的特殊作用的体现，也就是静坐能防病治病，以及使人健康长寿的道理。

第二，静坐锻炼之所以能发挥人体的潜力，还在于它能够聚集、贮存和调动人体的内气——能量，它是一种贮能性的锻炼。从静坐锻炼实践中可以体会到，人体通过气功呼吸训练，变自然呼吸为腹式呼吸，并把意念集中在丹田部位（腹部下丹田），即所谓的意守丹田，逐渐形成深、慢、细、匀的腹式呼吸。这种呼吸的特点，可以增强腹肌运动，加深呼吸深度，又极大地减少呼吸频率（可由 18次/分钟减少到 1~4 次/分钟），这样就可以逐渐把内气聚集、贮存和调动起来。静坐证明，这种深、慢、细、匀的腹式呼吸，既可扩大肺活量，使氧气的更新率提高，又可使毛细血管的渗透性明显增加。这样可使身体细胞得到充分的氧气供应，从而促进细胞的新陈代谢，这就有利于细胞的生息、修复。静坐练功通过这种腹式呼吸，增加了肺泡通气量，却不增加身体的消耗，主要是由于通过这种深、慢、细、匀的腹式呼吸，结合放松、入静、意守等的训练，加强了吸收氧气和呼出二氧化碳的功能，促进了气体的交换，使人体血液中的氧气含量上升、血流量增大，毛细血管渗透性增加，从而使人体贮能相应增强。除此，人体基础代谢又相应地降低（有的修习者可低于正常人 19.8%）。这样可使部分能量通过意守作用贮存起来，这个能量就是气功中所说的"气"。它贮蕴在丹田部位，即"气聚丹田"。而这种逐渐贮存的无穷的能量，国外瑜伽或其他气类的练法称为内蕴的"心灵能"。多次科学实验也都证明，用生物回授仪测到人们练功时丹田部位的体表温度升高 2.8 ℃左右。多数修习者练功到一定程度时，都会自我感觉到在丹田部位有一股热气感或形成一个气丘感，这就是静坐所谓的内气聚集、贮蕴的表现，并且通过进一步的锻炼，这种丹田之气，就会循经络系统运行全身，这时就会自觉有一条热气流下伸至会阴穴，往后向上升，循督脉至尾闾、命门、夹脊、大椎、玉枕、百会等穴，再向前往下循任脉经膻中回到丹田，出现任、督脉经气循环的感觉，再进一步锻炼，可出现内气沿着周身十二经络及奇经八脉循行之感觉。练功到此时，人就会感到周身经络气血通畅，精力充沛。这个过程通过实验研究可观察到练功延长吸气时出现血管收缩，延长呼气时出现血管扩张的现象，同时观察到内气循经络运行时，出现皮肤电位降低，皮肤温度上升，肢体容积及区域性血流出现相应的变化，以及耗氧量减少，能量代谢率降低等现象。这证明静坐锻炼能使人体呈现"储能性"效应。有某些患病者修习静坐练功达到丹田之气充实，并能自动循经络系统运行时，就往往会出现所谓的气至病所现象，即内气循经络路线运行至病灶部位时，就会通过经络信息的传导作用，反馈于大脑。如此，就会启动人体固有的自我调节控制系统，发挥自我调节作用。有冠心病患者例证，通过练功，气通大、小周天，周身经络气血疏通以后，身体内在不平衡状态得到了调整，从而症状消失，心电图得到改善，其关键也是"气"的作用。这就是"气为血之帅，气行则血行，气血通则病自愈"的原理。

第三，静坐内气的贮存和调动，除依靠放松训练和呼吸训练之外，还必须依靠意念的训练。意念训练，就是在练功过程中用意念帮助放松入静，调整呼吸以及通过意守的作用，排除杂念，使大脑入静。如意守某一经络穴位，或意守某种精神境界等，逐渐把思维活动减少至完全摒弃，只剩下"鼻息微微，若有若无""似意非意""似守非守"，即所谓精神内守"以一念代万念"，达到恬憺虚无的境界，从而使大脑高度入静，此时大脑机能处于高度的同步状态。这样不仅使大脑皮层功能得到调整，且使人体"储能性"效应亦相应加强，从而使内气循经络系统运行活动加强，信息传导亦相应加强。如此，就会使自身较难或不能感知的体内微弱信号放大并显现出来，传递给大脑，达到发挥意识下的自我调节的作用，以及产生某种特殊的功能。因此，静坐的"气"是离不开意的作用的。意念训练不仅可促进内气的聚集、贮存与运行，且意与气相结合，当练功到一定程度时，就可以通过意的作用，调动人体的内气，发挥人体的潜在能力。静坐功夫越深，内气的贮存越充沛，则意通过气所发挥的潜能越大。训练有素的静坐修习者，他们随时可以做到放松入静，意气结合，运气于全身，因而他们就随时可以运用意识调动内气，发挥自我调节的作用，做到"以意行气""意至气至""气至病除"。甚至功深修习者，还可以用意识控制生理现象。这在国外也有关于用意念控制生理现象的报道，诸如用意念控制手的温度，或用意念改变心率等。

　　总的来说，静坐是一门值得重视研究的科学，它是属于生命科学的范畴，并涉及的是较复杂的一种生命活动现象，是生命科学的新课题。这种意识——身体（心—身）相互作用规律的研究，也是生命领域中的一个新的前沿，甚至很可能孕育着生命科学的新的突破。静坐锻炼是发挥人体潜在能力，打开人体生命科学大门的一把钥匙。通过静坐作用原理的研究，将为人们从整体上认识心—身相互作用规律开辟新的前景。人们通过静坐的修习锻炼，通过自己意识的引导作用，对人体本身的生理机能起影响、调节、控制作用，特别是调整由于心身失调引起的身体不平衡状态，从而也就使人们有可能认识与掌握人体固有的自我调节控制系统，探索生命活动和奥秘。这不仅对于认识人类生命活动的规律具有根本的意义，也必将为进一步阐明与发展中医理论，发展现代医学科学，发掘人体潜在能力，推动人体生命科学的研究和发展，都有极其重要的意义。

今天，人们应把这一静坐之术重视起来，运用现代科学方法，开展多学科的综合研究，以进一步弄清其作用原理，使静坐真正成为一门科学，争取在生命科学这个领域有所突破，从而为人类造福。

二、人体场的探索

人体场研究实践反复实验证明人体场的客观存在，经过一定训练的人体能释放出某种形式的能量，且能产生出乎意料的医疗作用，实践用对红外线敏感的胶片证明了其客观存在。

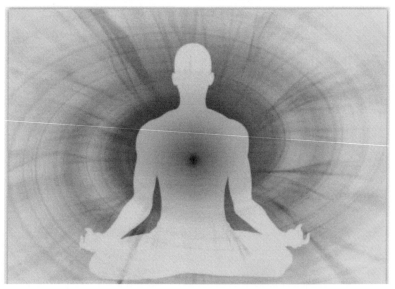

今天科学技术正以空前未有的规模和速度发展着，现在人类在宏观方面能驾驭飞船登上星球，进而探讨广袤的宇宙空间，在微观方面已经深入到各个基本粒子领域。人类对生物的研究发现，生物界在亿万年的漫长进化过程中，形成了某些卓有成效的机能，如导航、识别、生物合成和能量转换系统，但作为生物的人类本身，是否也会具有某种特殊的机能，只是因为长期以来未被重视或缺少科学的手段以致没有被认识，开展这方面的研究，将是物理学、医学、生物化学乃至心理学等学科相结合的新领域。

静坐状态中，人体场是客观存在的，是物质的，是能够通过训练而形成的，也是能够在空间或借助于人体传递并为人体所接收的，甚至人体场也可以不从传统的经络穴位发出，或具有一定的医疗作用。

在科学发展的过程中，某些现象在未得到科学解释以前往往是难以使人信服的。因此，进一步揭示人体场的本质和规律是一项艰巨的任务，它涉及许多新的课题，诸如人体场的物质、意识和人体场的关系、人体中的能量与人体场的转换关系、人体场对人类的意义等课题，都有待今后各门学科共同配合进行研究。

第二节　静坐的基础理论

我国最早的古医书《黄帝内经》就以朴素唯物的观点，对人体生理、病理现象作了系统的解释，认识到真气在人体生命活动中的重要意义，认识到人体通过锻炼，可把人身之真气调动、充实、汇聚、贮存于丹田部位，并循经络系统运行于脏腑及全身；也认识到真气与人的精神有着密切的关系，如精生气，气生神，气足神旺，精、气、神是人身之"三宝"，是人体生命活动的根本等。我们学习研究静坐和进行静坐锻炼，首先必须弄通真气、丹田与丹田之气、脏腑与脏腑之气、经络与经络之气，以及精、气、神等的含义及其与人体生命活动的关系。这样才能进一步理解静坐这门科学，才能较自觉、较快地学好练好静坐。

一、真气与分布

真气，又称为真元之气、元气、精气、正气。这些命名都表现出它对于人体生命活动中的重要性。它是形成人体的物质基础，是维持与调节生命活动的根本动力，同时具有抗御病邪、防治疾病的作用。

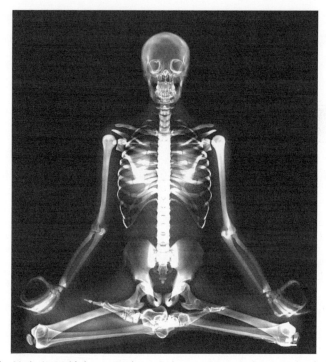

　　真气是由父母精气（即先天之气）、天地之气和谷气合并组成。早在《黄帝内经》的《灵枢·刺节真邪篇》中就已明确地阐述"真气者，所受于天，与'谷气'并而充身者也"。此处所讲的"所受于天"，即所说的先天之气和后天之气。先天之气是禀受于父母的精气，又称"元气"，它对于人的成长和健康关系非常密切。日常生活中所看到的一些婴幼儿精气虚弱，就会先天不足，体弱多病，如不加以后天培养，则亦夭折。后天之气，是指天地之气，又称大气，主要是人体所需的氧气，还有就是谷气，即是人体所吸收的营养物质所化生的精气。这三者都是人体生命活动不可缺少的基本物质。因此，真气是由元气、大气和谷气组成的，缺一不可。真气的分布按照《灵枢·刺节真邪篇》所说的"充身"二字之意，就是人体全身的每一组织、每一器官，无不有真气存在。正是"元气动而不息，巡于四方""元气者，无器不有，无所不至""四肢百骸，得此真元之气，血肉筋骨爪发荣茂，可以倚凭而能生长也"（《素问病机气宜保命集》），说明真气运行于全身，且分布于人体的每个组织每个器官。

　　人体是由父母之精相结合而成的，而父母之精则有赖于真气。如果父母体弱，真气太虚，则不能生精，或虽有精而缺少真气充实于内，也不能怀孕。"气合而有形"（《素问·六节脏象论》），"人禀气而生"（《张子正蒙》），"由气而化形"（明·宋应星《论气》），都说明人的形体是由真气聚合而成的。如此可以说，真气是形成人体的物质基础。

　　古代战国时期的庄子就指出："人之生，气之聚也。聚则为生，散则为死。"西汉时期的王充也说："气天人生而不离""含气而长"（《论衡》）。晋代著名的医药学家葛洪也说："人在气中，气在人中，自天地至于万物，无不赖气以生者也。"（《抱朴子内篇·至理篇》）这都说明了人是靠真气来维持生命活动的。一个人的真气一旦耗损，其不仅易于衰老，或者未老先衰，还易于患病，甚至夭折；相反，如果一个人的真气旺盛，其不仅精力充沛、身体健康，还不易衰老，不易患病，这都是人们常见的事实。而静坐就是培育和调动人的真气的独特的自我身心锻炼方法，所以修习静坐者一般都较健康长寿且不易衰老，这说明真气对于生命活动过程中的重要意义。

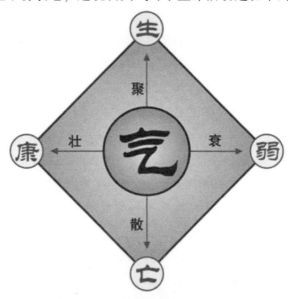

人类生活在宇宙中，与自然界的风、寒、暑、湿、燥、火六气接触。在正常情况下，六气对人体的生命活动是有益的。在《素问·至真要大论》中指出："本乎天者，天之气也，本乎地者，地之气也，六节分而万物化。"说明六气乃天地之气随阴阳之变化而产生，而万物赖之以化生。然而六气亦能危害于人，当人的真气虚弱时，六气乘虚而入，侵害人体，乃成六邪，即所谓外感六邪而产生各种疾病。当人体的真气充盈时，则六气却不能危害人体。正如《黄帝内经》中所说："邪之所凑，其气必虚""正气内存，邪不可干"，说明疾病的产生同人的真气的虚弱有着密切的关系。近年来中医临床上我们看到不少严重的慢性病患者，他们通过静坐的自我锻炼，使真气充实之后，不仅病能自愈，还能使身体健康，不易患病。不只是在国内，在国外也有同样例证。可见真气在人体中确能有抗御病邪、预防疾病的作用。

二、丹田与丹田之气

丹田，是人体真气汇聚贮存之所，生命能源之库。静坐锻炼与培育人的真气，以及有经验的练家重视丹田之气，使丹田之气充实旺盛，使真气输布全身，并循经络系统通畅运行，以达到强身治病，发挥自我调节的生理机能，都是由丹田之气促成。

对于丹田的部位，历代各练家说法不一，据各家所论有上丹田、中丹田和下丹田之分（图2-2-1）。多数练家认为上丹田叫泥丸，在头顶百会穴内；在《黄庭经》中则说上丹田是在印堂穴（两眉之间）内三寸的部位。在生理解剖学上相当于下丘脑和脑垂体部位。中丹田的部位，认为在膻中穴，称为绛宫，也有少数人认为在脐中。下丹田的部位，大都认为在小腹部，只是具体的说法有所不同，有的说在神阙（脐中），有的说在脐下一寸三分，有的说在脐下一寸五分，有的说在脐下三寸之里，有的说在脐后与命门之正中，还有的说在会阴穴处。造成这样多的说法，多是因师传不同，或因各练家在意守小腹部位时，各人的得气感觉不同，使所定部位就稍有上下前后的差异。大多数修习者体会，下丹田位置在脐下三寸即关元穴之里，通过意守，丹田之气发动，就会在小腹部这块部位有得气的感觉。除此之外，丹田之称，既名为田，当有面积含义，应是由点到面，自然形成，而不应强求硬守一点，而以免导致执着之弊。什么是丹田之气，也就是聚集、贮存于丹田的真气。历代静坐或练家都特别重视丹田之气的锻炼。

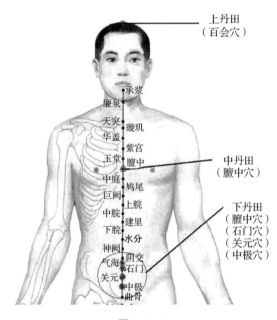

上丹田
（百会穴）

承浆
廉泉
天突　璇玑
华盖
玉堂　紫宫
膻中　　　　　中丹田
　　　　　　　（膻中穴）
中庭
巨阙　鸠尾
上脘　　　　　下丹田
中脘　建里　　（膻中穴）
下脘　水分　　（石门穴）
神阙　阴交　　（关元穴）
气海　石门　　（中极穴）
关元
　　中极
　　曲骨

图 2-2-1

丹田之气的锻炼，即意守丹田。就是练功时集中意念，想着丹田部位，通过意气相随等活动，使真气逐渐在丹田部位聚集。而意守上、中、下不同的丹田部位，其所产生的作用也会随之而异。

上丹田在头部，凡气虚下陷，头畏风寒及脑贫血、血压低等症，宜意守上丹田。但头为诸阳之会，阳盛属火，如是患者症属心火上炎，肝阳上亢及高血压等症者，则不宜意守上丹田部位。中丹田在胸部两乳间膻中穴处，如是患者症属中气下陷，以及妇女月经过多者，可意守此处。只是要有名师指点最佳，因意守中丹田较易引起胸闷，因此要慎用。下丹田，为历代练家所主张的。各家练功所谓意守丹田，并形成了不同的名称，如：炁穴、元关、玄关、玄牝、玄冥、元窍、元华、中宫、中黄、内肾、北海、坤腹、月中、神室、神炉、内鼎、虚危、紫府、龙宫、调所等，都是指下丹田。各练家如此重视下丹田，是因这个部位与人体生命活动的关系最为密切。下丹田位居人体中心，其范围包括关元、气海、神阙、命门等穴，其自然也就包括这些穴位的作用和"肾间动气"的功能；它是任脉、督脉、冲脉经气运行的起点，是真气升、降、开、阖的枢纽；也是男子藏精、女子养胎的处所。在《难经》《类经》以及有关道家各论述，都认为下丹田乃是"性命之祖""生气之源""五脏六腑之本""十二经之根""阴阳之会""呼吸之门""水火交会之乡"。因此各练家以下丹田为锻炼、汇聚、贮存真气的主要部位。《养生肤语》就论述："丹田为气禀之源，犹若果实受气于蒂，坎离上下，以此为中宫，气脉升降，以此为基地，……人诚能以祛病延年之法，敬而行之，或行或坐，或立或卧，念念不忘，旬日之间，气血循视而不乱，精神内固而不摇，衰者起，萎者愈，疲癃转康健之躯，枯槁回温润之色，顿觉增精补髓，养气助阳，睛目光明，身轻力健，百病减除，功简而效速，诚保身至道，祛病之秘诀也。"这些论述都说明意守丹田、锻炼丹田之气的重要意义。指出了丹田是真气升降出入的基地，常常意守丹田，可收到强身、防病、治病之功效。而静坐重视丹田之气的锻炼，使真气逐渐在丹田部位聚集、贮存起来，并使丹田之气充实旺盛，就可调动人体潜力，使真气能循任、督、十二经脉和奇经八脉通畅运行，从而达到防病治病、延年益智的功效和目的。

三、脏腑与脏腑之气

上面所述，真气自丹田发动、循经络系统运行至人体脏腑，从而调节与发挥脏腑的功能，使真气输布全身，以维持人体的正常生命活动。

脏腑是人体内脏的总称。其包括五脏（心、肝、脾、肺、肾）六腑（大肠、小肠、胃、胆、膀胱、三焦）以及奇恒之腑。五脏是贮藏精气的，六腑是司消化、吸收、排泄的，而奇恒之腑，则是因其形同于腑，而功能却同于脏。这些脏腑功能是从其共性而言的，如果从其特性来说，则人体每一脏腑都各有其特殊功能。（图 2-2-2）

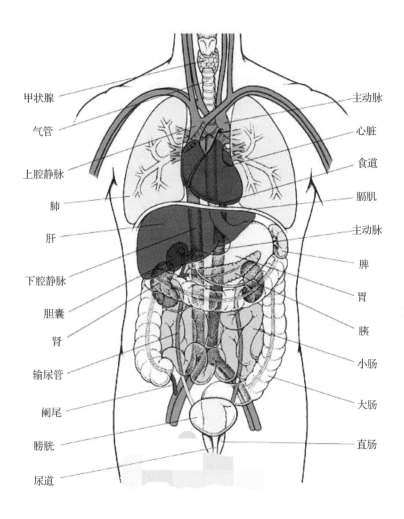

甲状腺
气管
上腔静脉
肺
肝
下腔静脉
胆囊
肾
输尿管
阑尾
膀胱
尿道

主动脉
心脏
食道
膈肌
主动脉
脾
胃
胰
小肠
大肠
直肠

图 2-2-2

心，其主要生理功能是"主血脉""主神明"，为人体血液循环的动力所在；其中还有心包络是心的外围组织，有保护心脏的作用。

肝，是贮藏血液的主要器官，有调节血量、筋膜以及疏泄条达等作用。人的情志变化以及水谷消化吸收，都与肝密切相关。

脾，其主要功能是"主运化"，它是促进水谷消化、吸收并能转输全身，同时还具有统摄、控制血液的作用。

肺，其主要功能是"主气，司呼吸"，为气体交换的场所。通常所说的"天气通于肺"，就是通过吐故纳新，使人体之气与自然界之气不断得到交换，保持人体清浊之气的新陈代谢。同时"肺朝百脉"，又辅助心脏维持血循环的正常功能活动。"主肃降""通调水道"，促进了水液的代谢。

肾，其位于腰部，是人体生命的根蒂。肾的主要功能是"肾藏精"，即包括人体先天之精和后天之精。精藏于肾，使人体得以发育和生殖。精化气后即为肾气，肾精充足，则肾气旺盛，肾气旺盛，则身体自然壮健，耳聪目明。"肾主水"，就是指肾气有调节人体水液代谢的功能。"肾主骨生髓"，就是指肾精充足，精能生髓，髓居于骨中，滋养骨骼，骨骼、牙齿则坚固。"肾通于脑"，脑为"元神之府"，主人的精神思维活动，脑赖髓聚而成，髓为肾精所化，因此脑的精神思维活动，与肾的功能同样密切相关。中医学还认为，命门与女子胞亦同属肾的范围。

胆，其主要功能是贮藏胆汁以助消化，并主决断的作用。胆虽形同于腑，却又具有脏的贮藏精气的功能，因此又称奇恒之腑。

胃，其主要功能是受纳和腐熟水谷，故与脾合称为后天之本。在人体生命活动中起着重要的作用。

小肠，其主要功能是"受盛化物、分别清浊"。即把经胃腐熟的饮食承受下来，进一步加以消化，并把其中的精华吸收，把糟粕从大肠或膀胱排出。

大肠，其主要功能是接通受小肠下注的物质，起着吸收其中余下的养料和水分之后，使其化为粪便而排出体外的作用。

膀胱，其主要功能是"行气化水"、贮尿排尿。

三焦，是上、中、下焦的总称。从生理的部位上来说，脘腹部相当于中焦，膈以上为上焦，脐以下为下焦。从内脏来说，上焦包括心、肺等脏器，中焦包括脾、胃等脏器，下焦包括肝、肾、大小肠、膀胱等脏器。三焦的生理功能主要是总司三焦的气化，是水谷精微生化和水液代谢的通路。人体在食用食物自受纳、腐熟到精气的输布以及代谢产物的排泄，都与三焦有关。

脏腑，其功能的产生主要赖于脏腑之气。脏腑之气，就是真气通过经络推动脏腑生理功能所产生的能量。不同的脏腑之气具有不同的作用。诸如一个人的真气如果不足，其脏腑之气就会随之虚弱，而脏腑的功能必然相应地减退。因此学练静坐的过程，亦即培养脏腑之气的过程。特别是有经验的修习者或练家很重视培养锻炼脏腑之气。

脏腑之气由真气所派生，其培养脏腑之气的最根本方法就在于加强真气的聚集、运行和贮存。如果静坐锻炼得法，是能起到这个作用的。除此，中医学认为，喜、怒、忧、思、悲、恐、惊七情，对脏腑之气关系极大，如"怒则气上""喜则气缓""忧则气结""思则气郁""悲则气消""恐则气下""惊则气乱"等。所以修习静坐或气功家们多主张在练功时要"欣欣然""怡怡然"，既要有乐观主义精神，还要有宽大的胸怀，以排除七情所带来的干扰损伤。在《太平经·以乐却灾法》中提到乐观的作用："乐乃可以和合阴阳。""元气乐则生大昌。""人乐则不愁易心肠，且得长生久视。"由此都可见乐观亦能培养脏腑之气，对人体生命活动大有好处。修习静坐还要在练功过程中设法排除客观事物对自己情志的影响干扰，做到无动于衷，使大脑达到高度入静舒适的状态，五脏之气得到培养，并能上朝于脑，就可使静坐锻炼进入高深的境界。

四、经络与经络之气

经络，是人体的经脉和络脉的总称。经有路经的含义，是经络系统中的主干，经脉有十二正经和奇经八脉之分。

十二正经简称十二经脉，它与脏腑各有其所属和所络，而其流注连接，亦有一定的规律（图2-2-3）。

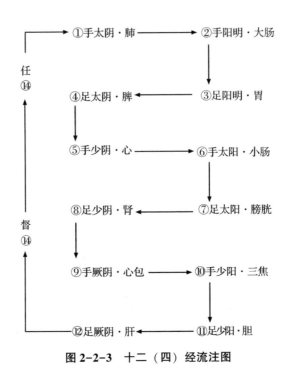

图 2-2-3　十二（四）经流注图

　　十二经络是由 6 条阴经和 6 条阳经共同组成的，在阴经中手足各 3 条，阳经亦手足各 3 条。其运行方向是手三阴经从胸走到手，交会于手三阳经；手三阳经则是从手走到头，交会于足三阳经；足三阳经是从头走到足，交会于足三阴经；足三阴经是从足走腹走胸交会于手三阴经。它们一经接一经地循环运行不息。正如《黄帝内经》中的《素问·举痛论》所说："经脉流行不止，环周不休。"从而使气血得以正常运行，以维持人体的正常生命活动（十二经脉分布图见图 2-2-4~图 2-2-15）。

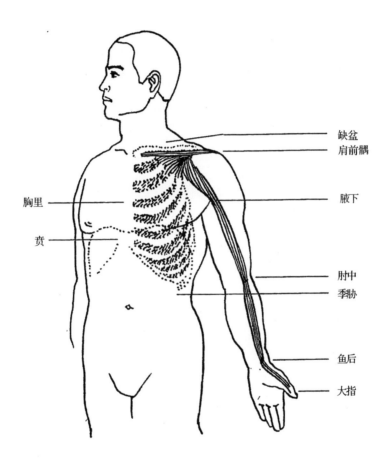

缺盆
肩前髃
腋下
胸里
贲
肘中
季胁
鱼后
大指

图 2-2-4 手太阴经筋图

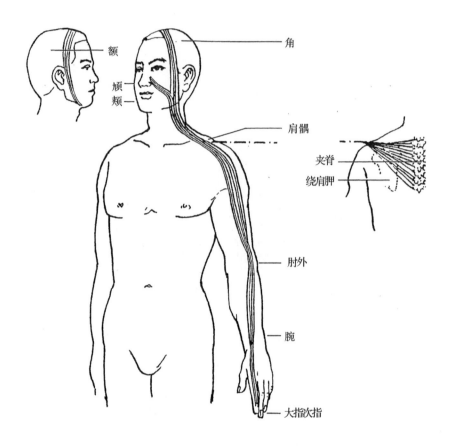

图 2-2-5　手阳明经筋图

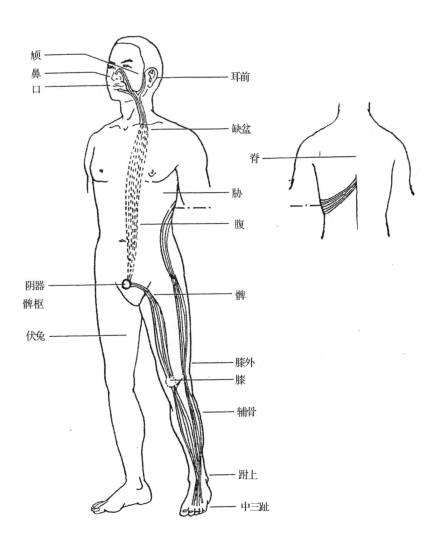

图 2-2-6　足阳明经筋图

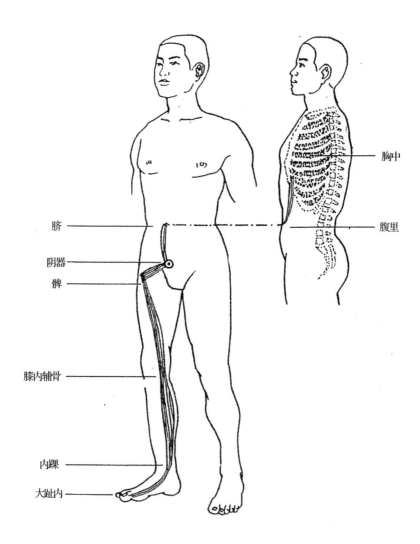

图 2-2-7 足太阴经筋图

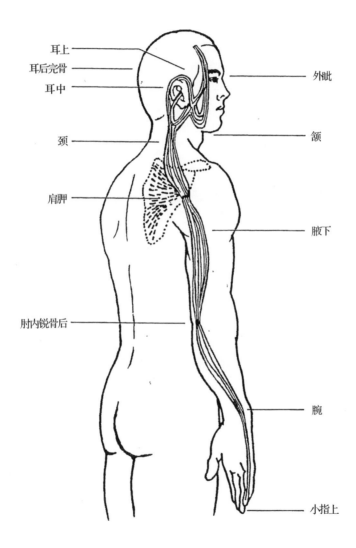

耳上
耳后完骨
耳中
颈
肩胛
肘内锐骨后

外眦
颔
腋下
腕
小指上

图 2-2-8　手太阳经筋图

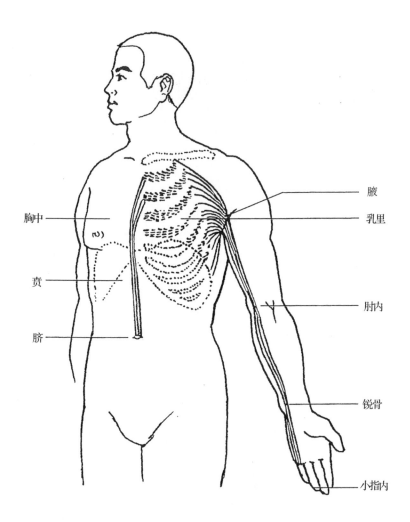

图 2-2-9　手少阴经筋图

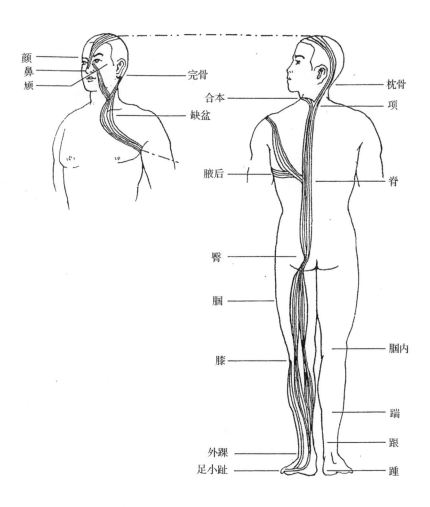

图 2-2-10 足太阳经筋图

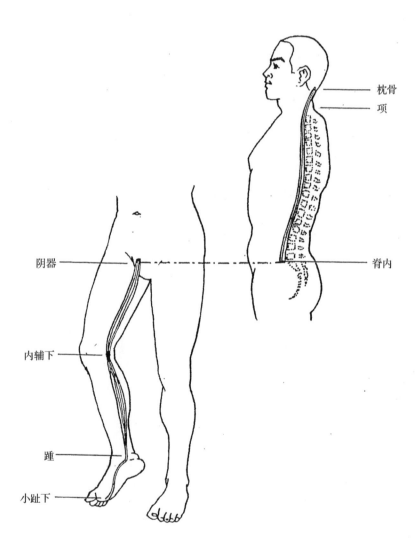

枕骨

项

阴器

脊内

内辅下

踵

小趾下

图 2-2-11　足少阴经筋图

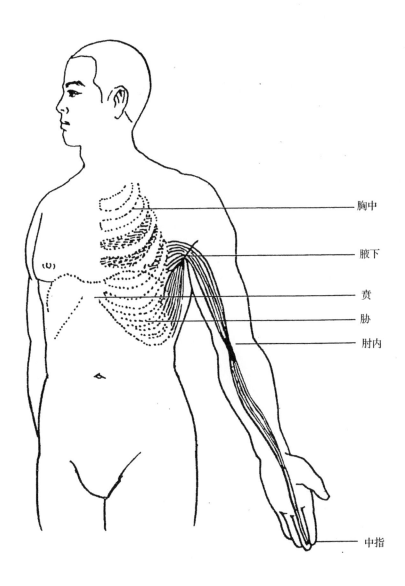

胸中

腋下

贲

胁

肘内

中指

图 2-2-12 手厥阴经筋图

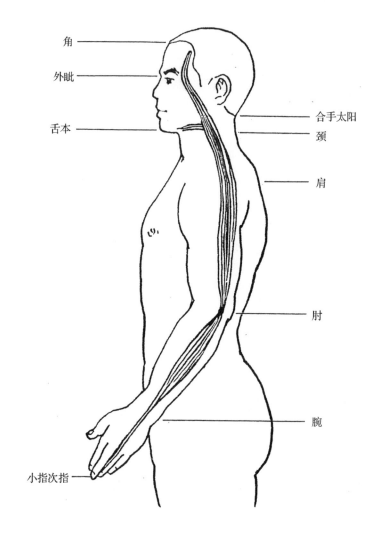

角

外眦

舌本

合手太阳

颈

肩

肘

腕

小指次指

图 2-2-13　手少阳经筋图

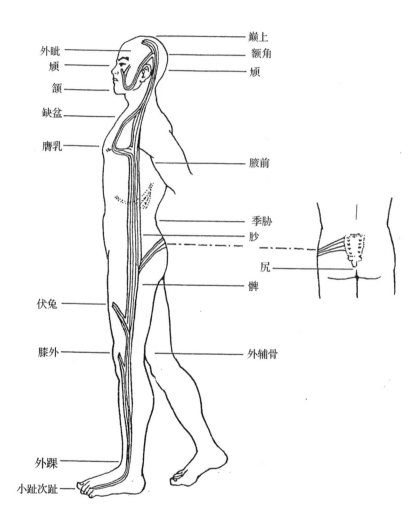

外眦　　巅上
頏　　　额角
額　　　頏
缺盆
膺乳
　　　　腋前
　　　　季胁
　　　　䏚
　　　　尻
　　　　髀
伏兔
膝外　　外辅骨
外踝
小趾次趾

图 2-2-14　足少阳经筋图

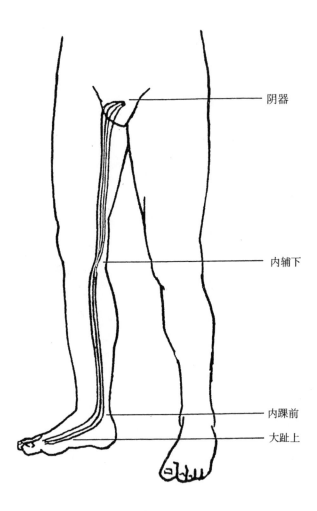

图 2-2-15 足厥阴经筋图

　　如果是在病理的情况下，则将会与该有关内脏及相应部位出现一定的证候。

　　奇经八脉是任、督、冲、带、阴维、阳维、阴跷、阳跷 8 条经脉的总称。督脉起于胞中，出会阴，向后经尾闾上行于背脊正中，至头顶百会穴，经额中至上唇内龈交穴，总督一身之阳经，因此又称为"阳脉之海"。任脉起于胞中，经会阴行于胸腹部的正中，至咽喉，达于唇内，循面入目，止于承浆穴，总任一身之阴经，所以又称为"阴脉之海"（任、督脉分布图见图 2-2-16、图 2-2-17）。

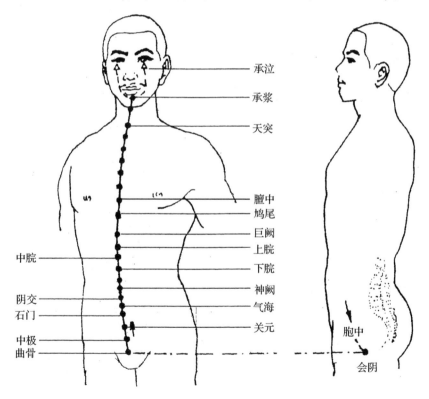

图 2-2-16　任脉图

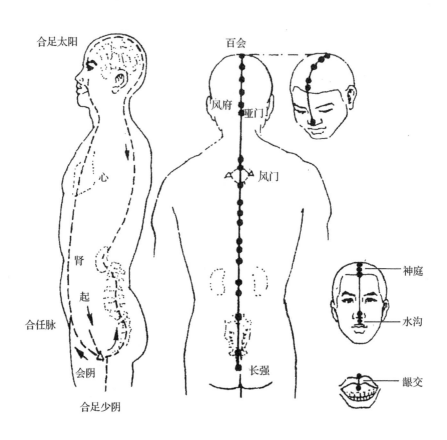

图 2-2-17　督脉图

十二经脉和任、督二脉合并在人体分布见图 2-2-18、图 2-2-19。

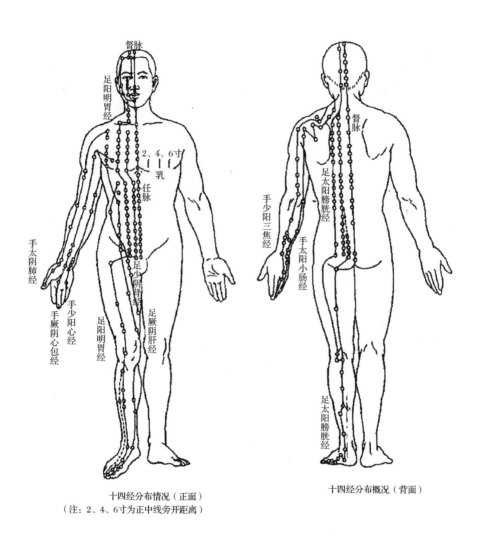

十四经分布情况（正面）
（注：2、4、6寸为正中线旁开距离）

十四经分布概况（背面）

图 2-2-18　十四经分布情况正面、背面

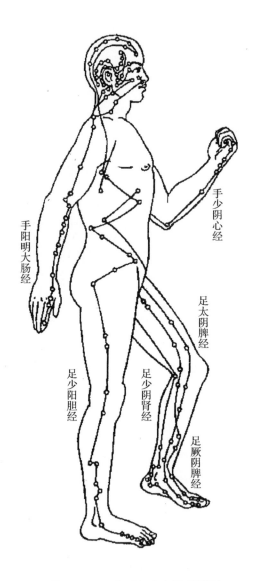

手少阴心经

手阳明大肠经

足太阴脾经

足少阳胆经

足少阴肾经

足厥阴脾经

图 2-2-19 十四经分布概况侧面

十二经脉正常有流注,除需逆顺之走向外,各经脉尚需相互衔接。十二经脉之间的连接除了两经直接相连外,有的是通过分支相互连接的,手足、阴阳经通过以下 3 种形式相互衔接(图 2-2-20、图 2-2-21)。

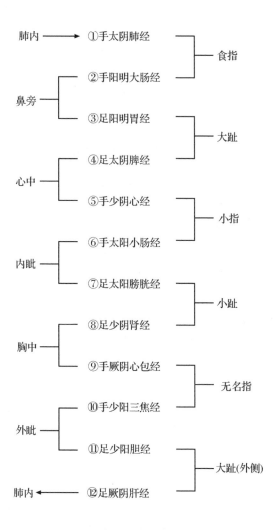

图 2-2-20 十二经脉的衔接

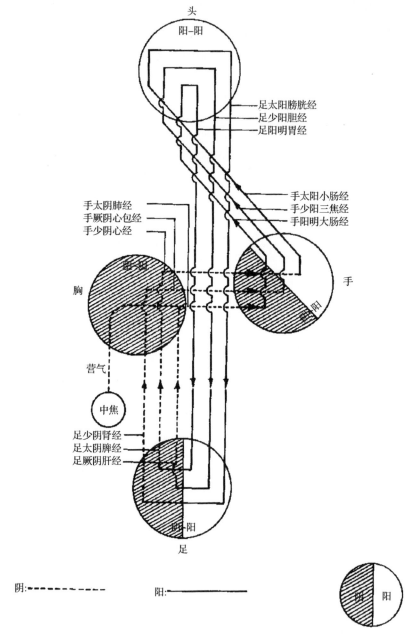

图 2-2-21 十二经脉走向衔接示意图

冲脉起于胞中，上至头，下至足，能调节十二经气血。带脉起于季胁环绕腰部一周，约束纵行的各条经脉。阴跷脉起于足跟，经内踝沿下肢内侧上行经前阴上腹，直上达眼内角，与阳跷脉会合。阳跷脉起于足跟，经外踝沿下肢外侧上行，复经腹与胸的外侧、颈外侧而上达眼内角，与阴跷脉相结合，在上额与足少阳胆经会于项后。阴跷、阳跷脉主一身两侧之阴阳，能濡养眼目，司其开合，亦主下肢的运动。阴维脉起于小腿内侧足三阴经交会之处，沿下肢内侧上行，到腹部与足太阴脾经同行至胁与肝经相会，再上行至咽喉，与任脉相合，维系着三阴经。阳维脉起于外踝下，沿足少阳胆经上行到前额经头顶向项后，与督脉会合，维系着三阳经。奇经八脉还与其他经脉有一定的联系，也有一定的功能、证候表现（奇经八脉分布图见图 2-2-22~图 2-2-27）。

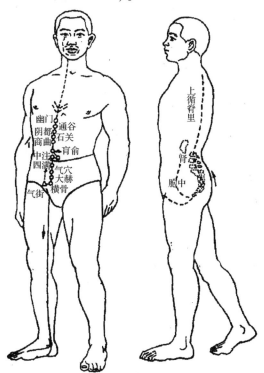

图 2-2-22　冲脉循行示意图

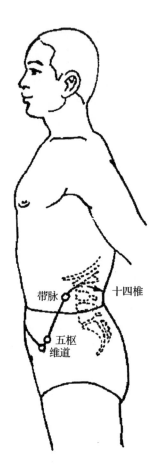

图 2-2-23　带脉循行示意图

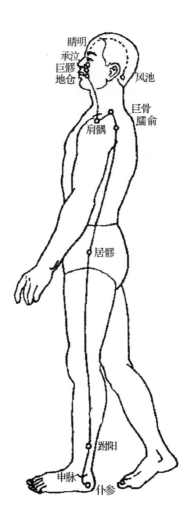

图 2-2-24　阳跷脉循行示意图

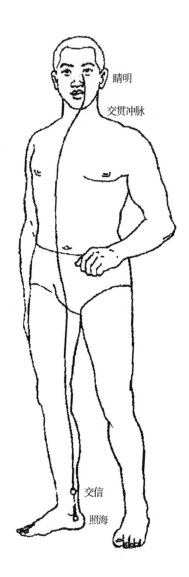

睛明

交贯冲脉

交信

照海

图 2-2-25　阴跷脉循行示意图

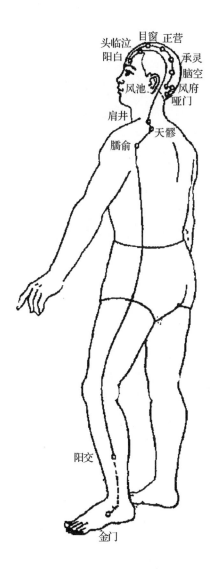

图 2-2-26　阳维脉循行示意图

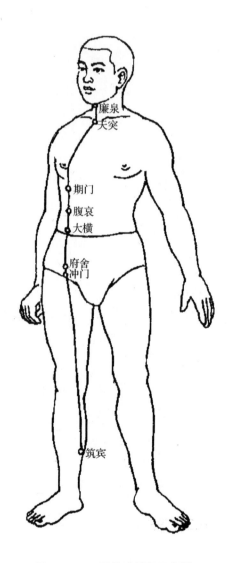

图 2-2-27　阴维脉循行示意图

综合来说，经络是真气运行的路线，其起着行气血、通阴阳、养脏腑、濡筋骨、利关节等作用，而使人体生命活动得以正常的运行。

可能有人会否认从解剖上不能用肉眼看见的经络是否存在，但在针灸中体验的得气感应，大都是循经络路线走的，而在静坐内视中，也常可体会到真气循经络运行的现象。

当真气运行于经络时，称其为经络之气。它的特点是真气在人体内不断地循经络线路运转以维持人体生命活动。在《养真集》中就指出："常使气通关节透，自然精满谷神存。"都说明了经络之气的循经运行，在人体生命活动中有着极其重要的意义。

静坐，是用静坐功法行气，即通过静坐来锻炼，使人体真气得以循经络系统正常运行而发挥其作用。

五、精、气、神

真气和其所派生的丹田之气、脏腑之气、经络之气，于人体生命活动中所具有的重要性在前面已阐述，其作用的发挥，与人体的精和神有着密切的相互关系。古人将精、气、神合称为人身的"三宝"，是有着其重要的意义的。因此，学习研究静坐，还有必要对精、气、神三者的关系及其作用加以进一步的认识和理解，才能更好地修习静坐。

精，是人体中的精微物质，有先天和后天之分。先天之精是禀受于父母，故有先天之精之说。《灵枢·经脉篇》中"人始生，先成精"说的就是先天之精，即父母的生殖之精。《素问·经脉篇》中所说的"食入于胃……淫精于脉，……饮入于胃，游溢精气"，说的就是后天之精，即由饮食营养物质化生。先天之精和后天之精相辅相成，共同为人体生命活动的重要物质基础，开化成为生殖之精而繁殖后代。

精和气都是人体生命活动的物质基础。"无气则死""人含气而生，精尽而死"，都说明精和气在人体生命活动中的重要作用和意义。

"精生气"，是气赖精以产生；"气化精"，说明了气又可以生精。古人刘河间曾说："精中生气。"张景岳也说："精全则气全。"由此可见精转化为气之说。从五脏之精来源于谷气来看，证明了气能化精。但练功采用一些意识训练和呼吸训练经"积气生精"和"炼精化气"，其目的就是通过锻炼，以促进精和气的相互转化，从而更好地发挥精和气的作用。

神则是由精、气产生的。在《灵枢经》中说："两精相搏谓之神。"《素问·六节脏象大论》中也说："五味入口，藏于肠胃，味有所藏，以养五气（五脏之气），气和而生，精液相成，神乃自生。"等等，都说明神是精和气所产生的。《太平经》中说："人有气则有神，气绝则神亡。"就是说神是赖气的存在而存在并体现其作用。

神的含义，多数人认为是思维意识活动。其实神的含义很广，它包括许多为现代科学所难解释的人体生命活动现象，诸如练功时在意和气结合以后产生的某种作用，都是气功"神"的表现。它虽是常人所看不见、摸不着的，但练到一定阶段，便能出现这种现象。例如，有些疑难症患者，通过静坐，在不知不觉中经其自我调节而痊愈了。这都是静坐通过练功发挥神意作用的原因。早在古代几千年前的养生家，就已经认识到这一重大问题，并为了易于说明这一问题，将前面所说的意识思维的神称为"识神"（因其得之于脱离母体后所感受万事万物而形成的，故又称为后天之神）。把不由意识支配即能起到主宰生命现象的神称为"元神"。人在接受父母元气、元精构成人体时，即有元神存在，因此又称为先天之神。识神与元神有其相辅相成的作用，但也有其相互矛盾的一面。在人体生命活动中，常用于识神的无限扩展和滥用，而抑制和损害元神的基础和作用，使人固有某种特殊的生命活动功能，大为减退以至于不能发挥作用，甚至还可能使生命受到危害。这就要求在练功过程中，排除杂念邪念，以进入恬淡虚无的境界，使大脑处于高度入静的状态，就是使识神得到抑制的过程。除此又要求在练功过程中，进行意守、存想、以意引气、以意行气、以意存养，其目的即在于通过锻炼，以发挥人体的潜在能力，即发挥元神的作用。静坐作为探索人体生命奥秘的一门科学，对于研究识神和元神的各自作用及其相互关系和运用，都有着重要的作用。

　　精、气、神三者密切相关。在《素问玄机原病式》中说："精中生气，气中生神。"《类经》中说："精全则气全，气全则神全。"《太平经》中说："精气神三者，共为一体……故神者，乘气而行，精在其中也。三者相助为治。故人能长寿者，乃当爱气、养神、重精也。""本于阴阳之气，气能为精，精转为神，神能为明，故寿者当先守气而合神，精不去其形，念此三合为一……则太平气应矣。"古代的气功家们还在这些认识的基础上，提出了"积神生气""积气生精""炼精化气""炼气化神""炼神还虚"一整套的练功方法。在这里所说的"虚"，就是指"虚灵"，即元神在经过气功锻炼之后所产生的"明净无瑕，智慧宽广"的效应。只要经过这样的长期锻炼，就可以使人的生命力得到加强，达到发挥人体自我调节的生理机能，起到防病治病、延寿益智的目的。

第三节　静坐修习的基本原则

　　静坐自古以来受到道家、佛家、儒家的影响，被蒙上一层神秘的色彩，加之历史条件的限制，对于静坐产生的某种特殊现象和作用，都未能用科学的方法加以解释，使得人们感到玄虚，难以理解，更难为人们接受、学习和掌握。静坐在流传中也因此产生不同的流派，他们虽都有各自的功法和优点，但也各有其片面性。因此，我们今天学习研究静坐，不应持囫囵吞枣、全盘继承的态度，而必须以辩证唯物观点为指导，以科学方法予以分析，取其精华，去其糟粕，批判地继承，才能把它提高到现代科学水平，为人体生命科学做出贡献。

　　有很多修习者反映静坐难学，有的还认为静坐往往会出偏差，其实这主要都是由于未能掌握好练功的原则、要领的原因。修习静坐必须总结古今练功经验，从思想上、认识上明确其练功基本原则，才能沿着正确的途径学好练好静坐。

一、明确修习练功目的

学习研究静坐，首先应当树立为了促进人体生命科学和人类保健事业的发展，也包括自己强身治病而进行静坐锻炼的指导思想。有练习静坐功夫到家者；有患不治之症，走投无路，通过学练静坐把病治好，从中尝到甜头，坚持锻炼，因而学有成者；也有过去某些受道家、佛家、儒家思想影响的人，由于宗教信念较深，坚持锻炼，从而掌握其规律，其中有不少功夫很深。甚至有的能做到所谓的坐化升天，即在练功中使自己的新陈代谢活动停止而死去，这些或多或少是迷信的结果，至少目前是这样认为。但静坐练到家者确实能使自己的呼吸减慢，甚至处于似乎停止的冬眠状态。所以我们今天学习研究静坐，如果能抱着为人体生命科学研究而进行自我锻炼的信念，就一定能把静坐学好练好。

为科研、为保健事业而练功，必须树立信心、决心与恒心，才能把静坐学好练好。信心，就是相信静坐是一门科学，进行学习、研究、锻炼。正如古人说的"心诚则灵"，这是有道理的。有些修习者患病通过练功治好了病，其原因就是对静坐极为相信，树立了坚定的信心，坚持锻炼，所以能练成功。相反，如果对静坐不相信，或持将信将疑的态度，不仅难以学进去，也难练成功。决心，就是不怕一切困难，知难而进，遇挫折不灰心，坚持锻炼。对练功过程中的得气反应（如酸、麻、肿、胀、热、凉、痛、肌肉跳动等），以及出现自发的动作，甚至出现幻觉等现象都不要惧怕，顺其自然练下去，问题就会逐渐消失。对于练功过程中出现的某种得气的反应并非是出现偏差，其中多是内气发动的反应，有的修习者把这种练功过程中的得气反应，认为是练功出偏差，不敢练下去，结果半途而废。因此，修习静坐必须要有信心、决心，才能把静坐学好练好。恒心，就是把静坐锻炼当作一项任务，认真坚持锻炼，持之以恒，养成习惯，久之就会有所成。如果练练停停，三天打鱼，两天晒网，就等于没练，浪费了时间精力。

修习静坐要有高尚的思想和乐观的情绪，是练功中必须具备的指导思想，也是静坐身心锻炼的特点。正如前面所述，静坐与人的精神因素密切相关，既练身体又练心（即思想、意识等）。古人所主张的"修身养性""清心寡欲""清静无为""与人为善""净神不乱思"等，就是使练功能达到恬淡虚无，进入高度入静的境界。如果私心杂念很多，邪念不除，是很难做到入静的。做到有宽广的胸怀，乐观的情绪，凡事想得开，则自然心情舒畅，就能做到心静意定，练好静坐。

二、认识气和意的辩证关系

正确认识气和意的作用及其相互关系，是静坐训练的核心，只有把这一核心搞清楚，才能把静坐学好练好，并避免练功出现偏差。

气，是指人身之内气、真气，包括人的先天之气、呼吸之气和水谷化生之精气。意，指人的思维活动、意念、意识、精神状态、思想情绪。

静坐锻炼首在练气，同时又要练意，练气离不开意，练意又离不开气，练气过程中包含着练意，练意则有助于练气。无气则无所谓"真意"，练静坐没有意的作用，内气也就不可能很好聚集、贮存于丹田和循经运行，也就练不出功夫。因此，气和意是相互联系、相互依存、相互促进的。

气，是维持与调节人体生命活动的一种基本物质，是脏腑、经络、组织器官进行生理活动的物质基础。因此，静坐锻炼主要是练气，如果未能把自身的内气调动起来，逐步积蓄充实，并不能自动循经络系统运行，就谈不上以意行气，以及发挥人体自我调节的作用。同时，静坐练气还要练意，在练功的过程中要做到让身体放松入静，调息行气，精神内守，意气相随，动静结合，炼养相兼等训练活动，都离不开意的作用。很显然，人不可能设想在呆坐中就能练出真功夫来，这对初习者尤其如此。所以气是基础，意是主导。换言之，一方面静坐要发挥意的作用，另一方面还必须按气的运行规律去练，不要主观臆断。因为内气的发动与循经通关运行有其自己的规律性，它是在练功过程中自然形成的，而意的作用，只能是在练气的基础上予以发挥，就是所说的"真气从之"。如果练功中强求"以意领气"，则会造成揠苗助长的错误，其结果只有害而无益，且可能产生偏差，出现憋气、伤气，甚至精神错乱等弊病。诸如，有修习者在练功过程中，由于片面追求通小周天的感觉，以意领气，而开始感到一股热气团上升，但接着就感觉到头昏眼花，浑身发热、出汗，以后就出现全身发冷甚至寒战的现象，练功后感到疲劳难受。出现这种情况就是强求以意领气而产生的偏差。所以静坐中意的主导作用的发挥，只能在"气从以顺"的基础上，用意念作引导，即以意引气，这样做才能科学地练功。

　　练功过程中要用意，但不要过于用意。对于练意，历来各练家有两种不同的观点，即有为派与无为派。无为派认为，练功不需要用意，甚至反对用意，即在练功过程中什么东西都不要想，只要求自然入静。有为派则相反，主张发挥意的作用。事实上，各有一定的道理，最好把两者结合起来，取长补短，"有为中寓无为，无为中寓有为"，来提高练功的效果。

　　有为派，主张在练功过程中发挥意的作用有其长处，其认为在练功过程中，特别是在练静功时，各种杂念必然要涌上来，较难做到放松入静，因此前人在这方面创造了许多帮助入静的训练方法，如止观法、数息法、观想法、默念法等。以一念代万念，是练功中发挥意的作用的好经验，对初习者有一定的指导意义。

　　无为派，主张在练习过程中要顺其自然，不要用意念引导，也有其一定的道理。因为用意不当往往可能会形成执着，不仅不易做到放松入静，还易于产生气胀或憋气、伤气以及意息乱动成火，甚至产生走火入魔之类的偏差。

　　因此，静坐主张练功过程中，用意又不要过于用意，尤其是练功到一定程度时，意越淡越好，以便逐渐达到"若有若无""似意非间""恬淡虚无"，进入空无的境界，即所谓的炼神还虚。当然，从另一方面来说，在练功进入空无境界时，虚空又不是绝对的，而是相对的。换言之，就是"不要让练功意念离身"（即不要忘记自己在练功），即所谓的不即不离，以免导致昏睡或失控等弊端。这是练意的要求。

练气，则要求既要守（守窍），又要行（行气）。如此才能促进内气的聚集、贮存及循经运行。如果只守不行，则易造成积聚憋气之弊。相反，如果只行而不守，则易造成耗气，使内气不能很好地在丹田聚集、贮存，结果也练不成功。只有把守与行结合起来并贮存着，使"真气归根"而不散乱，才能把静坐练好及避免出现偏差。同时，只要把内气练得充实饱满，并能自动循经络系统运行，把意练到进入松、静、定、空的境界，才能在不断的练功中，逐步做到以意行气，发挥自我调节的作用，以此达到强身治病的目的。

三、练功循序顺其自然

修习静坐过程中，气的效应是随着练功深入到一定阶段、一定程度自然而然地产生的，不是凭主观愿望所能追求得到的。每个人练功的进步以及对身体有所好处，也往往是在不知不觉中取得的。因此，在静坐练功的过程中不能急于求成，不能心急，必须顺其自然，循序渐进，才能见效。

静坐练功的过程中，必须反对练功过程中的主观随意性，应按气的运行规律进行锻炼，特别是要吸取前人的经验方法，好好学习体会，仔细琢磨，才能学有所成。诸如在练功中，感到小腹部出现一个气团自丹田部上升至胸部，如感到有点不舒服，以为不妥，可用意将它引下去。这其实是练功过程中出现的一种得气反应，是好现象。如果在第二次又出现这种感觉时，置之不理，结果就感到这个气团自丹田上升至胸部，以后窜到心区去，后又由膻中上行至头顶百会穴，再循督脉而下通小周天。此时好像吸了新鲜空气一样，心脏会感觉到异常的舒服。这说明在练功过程中不能带任何的主观随意性，只能顺其自然地进行锻炼。

每个修习者的个人体质特点或病情不同，练功效果也当然各异。因此应选择适合各人的练功方法进行训练。如有人适合静坐为主，有的则宜以站桩为主，有的宜以动功为主等，应当根据个人身体及疾病情况而采用不同的方法方式进行锻炼，不可千篇一律。

在具体进行锻炼的方法上，也要顺其自然，诸如放松、入静、调息、行气、意守、导引以及练功的姿势等，都要自然舒适，不要勉强，更不要强求，特别是在内气尚未聚集、贮存之时，不能急于追求气的效应，更不宜追求大、小周天的经气循环感觉。否则，必然会出现偏差问题。例如，有的修习者在练功过程中，老想着通小周天，结果出现在大椎穴处产生气感，并经常感到气胀和压重感，很不舒服，这就是练功过程中强求所产生的偏差情况。除此，当练功中气机开始发动时，也要顺其自然，不宜强求、追求，应采取"勿忘""勿助"的态度，意气相随地练下去，就自然会收到好的效果。当练功到一定阶段时，会感到有一股热气流感，自丹田至会阴经尾闾等穴，循督脉经络线路上升，此时意念一面要轻轻地随着它，即"勿忘"；另一方面又不要用意去推动它，要让它自己运行，所谓的知而不守，就叫"勿助"。如此练下去，内气就会循任、督脉运行，即所谓的气通小周天。

练功的过程中，只要做到顺其自然，让全身放松入静，意守丹田或守虚，意气相随地练下去，就会逐渐产生得气感或行气感，有的还会出现自发的动作之类的现象。此时也要注意遵循顺其自然这一原则，继续练下去，即使出现身体感觉不舒服或胸闷等，也不要怕，这是气机发动的反应。甚至出现失控，在地上翻滚也不要害怕，仍应顺其自然地练下去。练下去则不舒服感就会逐渐转化为舒服，失控在一定条件下是会向自动控制转化的，其关键在于"心静意定"，顺其自然地坚持锻炼，就会把功练到家。

综上所述，是静坐初修者必须从思想上认识明确的基本原则，在练功的过程中遵循基本原则进行锻炼，就能使自己学练静坐沿着正确的方向发展。否则，就会走弯路甚至可能出现偏差。这是静坐初学者必须要掌握的基本原则。

四、静坐的参考问题

近年来，许多想要学静坐的人，认为没有名师指导，便不敢学练静坐，实在找不到名师的时候，便靠书中的丹经（修炼内丹的图书）了解点内容，去盲目地瞎练，以至练也没有收到什么效果。早在数十年前，开始出现《太极炼丹秘诀》《因是子静坐法》之类的图书，以及由日本回流倒转过来的《冈田静坐法》《气功秘诀》等图书，令部分国人开始了解到有关炼丹、静坐功法的知识。直到抗战胜利以后，开始出现了佛家天台宗修炼止观的《小止观六妙门》《摩诃（大）止观》的图书，同时又有袁了凡的《静坐法正续编》《密宗秘法》等的出现，使静坐之类的功法开始流行起来。同时，由于近几十年来密宗图书的陆续出现，密宗黄教祖师宗喀巴大师所著的《菩指道次第论》中的《修上与修观》的内容，与天台宗大小止观的方向相同并接近的内容，使静坐类的功法充实起来。只是有关佛家修习静坐（禅定）的图书，必须要结合全部佛学的教理才能相因得功，这就显得其内容有些局限性，并不适合所有的人练习。

要论近年来出现的静坐之类的图书，哪些可作为初步入门最为正确的指导内容，事实上都显得不太合适。因为合于佛、道两家正统的典籍，学理复杂也较难懂，而那些不太合于正统道理的静坐的书，其中问题又显得较多。在无师或无书可资遵循的时候，常见到的便是蒋维乔所著的《因是子静坐法》，且后者无数人模仿去试学静坐，并欲想从其功法上练习使自己身上发生气脉感受，做到和他一样的功效。但《因是子静坐法》，只能说其本身学"静坐"的经验之谈，或者说是其学习"静坐"的个人个性反应实录，可以供大家参考，但不能作为金科玉律的法则。蒋先生开始学练"静坐"的时候，其自述自己已患了严重的肺病，当一个人到了有病的时候，心境反而比较宁静。情绪虽然近于消极，有时思想反而变得清明，正所谓有病方知身是苦，健时多向乱中忙。这都是人之常情。因为蒋先生本身有肺病，因此必须要在静中休养，等到生理恢复本能活动的时候，相当于佛、道两家所说的气机或气脉便会发生作用，循着中医所说的人身十二经脉的流行，于是气机到达某处，该处就会自然产生某种感受。在这种情况下，只要不去揠苗助长，任其自然流行，便是最好的生理疗法，对任何一种疾病都有效，何况是必须靠静养治疗的肺病。

弄懂这些道理之后，就可知道《因是子静坐法》所说气机发动和经脉流行的境界，但这只是蒋维乔先生的个人亲身学习静坐后的现象和经验，他人学习时便不可以偏概全，不能认为人人如此，视为千篇一律的法则。否则，强硬按其方法静坐试验，可能收不到合理的功效，甚至出现弊病。

南怀瑾先生的《静坐修道与长生不老》内容多是片面简述的，没有统一的技术指导实践。在其《太极拳与静坐》的内容中，多是南先生自己学拳和静坐的个人体会，蒋维乔的《因是子静坐法》、李谨伯的《呼吸之间》、杨定一的《静坐的科学与心灵之旅》，以及《静坐禅》等这些内容虽都是个人的学静坐或体会，也可作为参考。

人们做任何的事情，要达到预期的目的，必须要有正确的理论和方法。正确的理论是事物发生、发展、变化或消亡的因果关系，也就是事物的组织形成和发展变化的客观规律。正确的方法是根据客观规律制定出处理这一事物的手段。理是指导法的根据，法是达到理的途径。有理无法是空谈，但如知法而不明理，则是知其然而不知其所以然，不但不能提高功效，还可能在发展过程中发生问题且难以解决，甚至迷失方向，得出相反的结果。这对练功养生来说更不例外。

纵观各家的理论，各有优缺点。参考时如能弃其糟粕，取其精华，用唯物辩证的观点，吸取各家之长，找出事物发展和生命活动的客观规律，就能够为静坐养生之法从根本上找到系统的理论根据，以进行科学修习静坐。

第四节　静坐修习的基本要领

明确了静坐修习的基本原则以后，认识与掌握练功的基本要领，是能否较快学会与掌握静坐的关键。有些人感到静坐难学，有些人虽然练功时间很长却不见成效，其原因都是未能很好地认识与掌握静坐锻炼的要领。

掌握静坐锻炼的基本要领，根据古人调身、调息、调心等基本经验和自身的练功体会，要明确以下几方面。

一、放松入静

放松、入静，是静坐训练的首要要求，也是较难做到的要领。通常人们在紧张的劳动中，肌肉、神经都处于紧张状态，即使是不工作的人，大脑也在不断地进行思维活动，因此有些人在睡眠中还在做梦，都说明大脑皮层尚有一部分还在活动，未能得到真正的休息。而静坐通过放松、入静的训练，使大脑皮层处于保护性抑制状态，身体肌肉处于松弛状态。这样，不仅有利于气血循经络系统运行，还由于它是积极的休息，而有利于大脑皮层功能的调整和促进细胞的新陈代谢，有利于内气的积蓄、贮存。所以，放松、入静的程度越高，则静坐修炼得越好。

要在静坐练功过程中做到放松，首先要注意摆好静坐练功姿势，否则姿势不端正，会影响到身体放松，并影响入静。正所谓形不正则气不顺，气不顺则意不宁，意不宁则气散乱，这些都是说明练功中摆好姿势的意义。练静坐或站桩功的姿势要求，端坐或站好架势，舒胸拔背，沉肩坠肘，松腰落胯，虚灵顶劲，尾闾正中，脊柱成轴，两腋松开，舌抵上腭，以及头要正，腰要直，眼垂帘，鼻对脐等。这些要求都要做到舒适自然。同时要求做到全身皮肤、肌肉、脏腑、器官、神经等都放松，使身心处于轻松、安静、舒适的状态。做到这种既有劲而又放松，松中有劲的状态，要贯穿于整个练功过程，就会越练越松，越松人就越舒适，也就有助于入静。

入静，就是要求在练功过程中，心情舒畅，思想集中，排除杂念，不要胡思乱想，可通过观想某种愉快的精神境界，或者默念某种诗歌、词句、文章，或意守身体的某一部位、穴位等。总之，要想良性的东西，诸如美丽的风景，或自己感到愉快的事情。这样以一念代万念，就可使思维的活动尽量减少，然后进入高度安静的空无境界，甚至几乎把自己的身体忘掉，把周围一切都忘了，即古人说的"坐忘"。"身如木偶""心如潭水"，都是指练功高度入静时，脑子既虚空而又清醒的状态。当然，在清醒的状态下要求完全停止思维活动是很难做到的，这需要通过较长时间的锻炼，通常多是采取先放松后入静，或放松与入静相结合的方法进行训练。

放松与入静是相互联系、相互促进的过程。放松可促进入静，而真正做到入静又有助于进一步做到放松。只有真正的入静，才能做到完全放松，即"内外俱松"。在放松与入静方面，古今的气功家们总结出了许多的经验和方法，诸如"三线放松法""局部放松法""拍打放松法""守虚放松法""六妙法门"的数、随、止、观、还、净等法，以及听音乐诱导放松入静法等，都具有一定的指导意义。修习时，只要在练功过程中很好地用意念引导放松、入静，功久就会逐渐取得一定的成效。

二、调息行气

调息行气，同时还要注意腹式呼吸，这是静坐练气的关键，是内气聚集、贮存、发动的要领。

调息，即调整呼吸。调息首先要做到把自然的呼吸逐步形成深、慢、细、匀的自然的腹式呼吸。这种腹式呼吸的频率，随着修习者放松、入静程度的加深而逐渐变慢。静坐练得好的，一般可由每分钟18次减少至每分钟4或5次。如此就会逐渐形成丹田部位的一开一合的丹田呼吸；通过进一步锻炼，呼吸频率进一步减慢，就会逐渐形成"胎息"，即内呼吸。换言之，就是静坐练到一定程度进入高度入静时，就会自然形成"鼻息微微、若有若无"的、似胎儿在母腹中舒适的内呼吸状态。

这种通过腹式呼吸和意守丹田的训练，人体内气就会逐渐在丹田部位聚集、贮存起来，即"气聚丹田"。气聚丹田到一定的程度时，丹田之气随之旺盛，就会出现内气循经络系统运行的感觉。首先，是通任、督脉，即内气自丹田发动，往下伸，经会阴、尾闾，往上升，经命门、夹脊、大椎、玉枕、百会等穴，再往下经膻中回到腹部丹田（通小周天），然后通过十二经脉和奇经八脉（通大周天），此即"行气通经"。

行气和训练，从古至今的静坐和气功家们总结了大量的经验和方法，诸如"贯气法""丹田运转法""中宫直透法""周天运转法""捏指通经法"等。而在行气训练的过程中，要注意以下几方面：

1. 腹式呼吸时，意宜淡不宜浓，不要使劲，不要屏气，以免伤气、憋气。

2. 行气通关要自然形成，不可强求气通小周天、大周天之类的感觉，否则较易出现偏差。

3. 高度入静时，呼吸频率减至很低，若有若无，进入"胎息"状态，意念亦淡的若有若无时，不要让练功意念离身，仍应顺其自然地练下去，以免导致错睡或"身心分离"之弊。

另外，古人对调息还总结了许多经验，诸如"丹田呼吸法""停闭呼吸法""潜息法""踵息法""胎息法""体息法"等。这些调息方法可随静坐练功程度的深入而采用，一般初修习者不应追求，要慢慢学，到一定程度时自然会形成的。

三、意气相随

意气相随，同时以意行气，是积蓄和调动内气的基本要领。其做法要求既练气又练意，即在练功中把放松、入静、调息、行气、意守、导引等法相结合的具体运用，把气和意相结合进行锻炼，通过意的作用，把内气调动起来。从古至今形成的佛家的"六妙法门"以及"六字诀"等练功方法，其基本精神一般都属于这一要领，概括起来，就是在练功中意气结合，让意念轻缓地随着深、慢、细、匀的腹式呼吸，要求做到：

1. 意想身体哪一部位的放松，呼吸亦随之配合，吸气时想静，呼气时想松，以引导该部位放松和使大脑入静。

2. 意想哪一经络、穴位，呼吸亦随之配合，或意想呼气至丹田、命门、会阴、涌泉等穴，使气引至该经络穴位，以引导行气、调气。

3. 意念随呼吸，听呼吸或默念呼吸次数，以引导入静。

4. 呼吸随意念，内视呼吸至身体哪一经络线路，以引导内气经该经络线路运行。

5. 呼吸随意念，呼吸时意念吐"嘘""呵""呼""呬""吹""唏"六字，但不要吐出声音，以引导行气调气。此法多用于治疗脏腑实证。

上述这几方面在实际运用时，必须注意遵循意和气的辩证关系这一基本原则进行训练，切勿违背静坐训练的客观规律而滥用意念，避免造成不必要的偏差或弊端。

四、精神内守

精神内守，至恬淡虚无，这是发挥意的作用，在练功中更利于放松、入静，促进真气积蓄贮存的基本要领。

精神内守，通常是指练功时用意存想丹田部位或命门部位。丹田位置，这里通常是指腹部丹田，即脐下三寸之里或脐中。意守丹田，不仅有助于练功放松入静，还可以配合腹式呼吸而逐渐形成丹田呼吸，利于内气的贮存和发动。

练功中的精神内守并非只限于意守丹田，古代练家提到的"守虚""守神""守息"等法，老子《道德经》提到的"虚其心，实其腹，绵绵若存，用之不勤""致虚极、守静笃"等，就是提示在练功的过程中，通过精神内守，达到恬淡虚无的高深境界。这样才能更好地提高练功的效果。因此，精神内守应与恬淡虚无相结合，即通过意守，使身心逐渐达到高度放松、入静，处于似守非守、似意非意、异常清净舒适的状态。如果在练功中把精神内守理解为只意守丹田，或守住某一穴位不放，久之则可能引起意过成火，乃至憋气之弊。所以，在练功过程中既要精神内守，又要使之逐渐达到进入恬淡虚无的境界，这样做既可避免出现偏差，又有利于内气的聚集、贮存、发动与循经运行，使全身气血旺盛通畅。

除此，精神内守不仅可以帮助入静，还可以发挥人体自我调节的生理机能，以起到治病的作用。诸如，阴虚阳亢者（如高血压），可意守涌泉或丹田；气虚血亏者（如低血压），可意守百会或鼻准

（鼻尖）；心神不宁者（如失眠），可意守丹田、命门和涌泉；心悸怔忡者（如心脏病），可意守劳宫、内关或丹田；妇科病患者，可意守膻中或丹田、命门等，都可收到较好的功效。

五、练养相兼

静坐练功时，要动静结合，练养相兼。

动与静是对立的统一，动中有静，静中有动，这是事物本身固有的规律。诸如在静功中，内气在体内发动（不少修习者静坐下来就感到浑身热起来），这就是静中有动；在练动功中，身心处于安静、轻松、舒适状态（不少修习者一动势心就静下来），这就是动中有静。

有些由练静功以后会自发地动起来，甚至打出一套柔软的拳式，这种在气功状态中身体自发地运动，是人体通过静坐锻炼以后，内气在体内发动的表现，也是气机发动以后，人体自我调节控制系统作用得到发挥的表现，也可能是人体生理机能进一步放松、入静，以使内气能更好地循经络系统运行，从而发挥自我调节作用的反应。有时如能把静坐与动功结合起来进行锻炼，更会提高气功锻炼的效果。例如，在练动功（如打太极拳）中，如能注意动中求静，使身体既有劲又能放松，做到形、意、气三结合，拳不仅打得柔软优美，且使身心处于安静、轻松、舒适的状态。这样，动静结合，就更有利于内气的聚集、贮存与运行，提高静坐气功锻炼的效果。

练养结合，即练中有养，又练又养，这对体质较差和慢性病患者尤其重要，即不宜过于练。如果过练（如行气太过或意守太过），都会引起伤气、伤神和憋气等偏差。因此，练功到一定程度时，不再意守或行气，而应让意念轻微地放在丹田部位，即似守非守、似意非意，让元神、元气汇合养育于其中，使真气回归存养于丹田，即"养气存神""复归命根"。这样，才能使真气不致耗散且通过不断练功，日积月累，就会自然形成气足神旺，功有所成。所以，练功中要注意此重要环节。

另外，有的修习者初学练功之后可能会感到疲劳，可能会消耗一些能量，因此适当地增加一些营养也是有必要的。适当地增加营养又可促进能量的增加，从而有助于把静坐练好。

有时，大家围坐一圈静坐练功时，此时人多会产生较大的电磁场，可互相促进、互相影响，既易入静，又易得气，收功效果会更明显。

以上这些静坐锻炼的基本要领，是总结练功经验的一些体会。只要掌握这些基本要领，在静坐练功中注意摆正练功姿势，让身体放松，变自然呼吸为腹式呼吸，思想上排除杂念，精神内守，以意引气，意、气、形相结合，动静结合，练养相兼，使大脑逐步入静，达到虚空境界，从"有为"到"无为"。如此，顺其自然地坚持锻炼，就会取得成效。而且，只要掌握这些练功的基本要领，在平时坐、卧、站、行等活动中，除静坐都可进行锻炼，只要持之以恒，认真地坚持锻炼，就会逐步掌握其练功的规律性，做到学有所成。

第三章　静坐姿势功法

　　静坐经过千年的发展，其理论、技术因各练家不同，有数种之多，但究其根本都无非是练形体，养心性，修道德，求长生，治疾病，由于它们各有其理，各有所求，才产生了各种各样的静坐姿势功法。

　　人生来秉性为动，要使动具有规律性和节省化的生理效能，仅靠动是不可能的。静，是人体生命的调整过程。经调节后的动是有效的动、有利的动。人的生命过程中，形体的静较之于心性的动更为不易。静坐，就是使人更快、更好地进入清静状态，使人学会主动把握生命发展过程的规律。及时有效地调整身心各方面机能，使生命活动向有效化、节省化发展。

　　本书静坐之法，是综合了儒家、释家、道家以及中国传统医学理论的各方之长总结的静坐姿势功法。它是以互为统一通用、自然舒适为首要，身体姿势以放松为重点，意念观想自身之心融会于宇宙万物之中，化自身为无，化小我为大我，以求无限之宇宙生命物质，更多归附于生命活动之中，使无谓的损耗减少至最低程度。用超凡脱俗的观想进行锻炼，使修习者获得恬静、愉快的心境状态，从而促进修习者的身心完备、健壮。因此，这些静坐姿势功法不容易出现气机偏差流弊，深受修习者的喜爱。

第一节 静坐姿势

静坐姿势，根据儒家、释家、道家等所传包括卧姿等有 96 种之多，这些姿势的共同目的，都是在求静，导气。通常采用的坐姿多为跏趺坐姿势，即"盘足坐法"。具体标准分为身体坐立姿势、结印式（即手部放置方式），同时还有行气方式。坐姿和结印是获得良好行气效应的基础，对行气有较大的影响。

把静坐中的姿势、呼吸、意念锻炼这三种功法结合起来，在实践中应用得成熟的、具有一定特点的给以适当的名称，就是静坐功种。因此，静坐功种是若干种方法的有机配合。

一、静坐姿势

静坐姿势，由半跏趺坐姿、跏趺坐姿和自然跏趺坐姿构成，并在此基础上衍生出其他形式的坐姿等。

（一）半跏趺坐

半跏趺坐，即单盘腿坐。两腿盘起，一条腿盘在下边，另一条腿放在上面，在上面的脚心斜向上。两手互相轻握，置于小腹前，或分放于大腿上（图 3-1-1）。

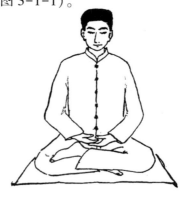

图 3-1-1

（二）跏趺坐

跏趺坐，即双盘腿坐。两腿盘起一腿在下，另一腿在上，将在下面的脚微搬起，放在上面腿的膝上，使两脚心都向上，两腿交叉像绾成了结，两膝与尾骨（古称"尾闾"）构成三角形，支撑全身体重；两侧大腿分开，小腿交互盘叠，呈一正三角形，身体重心落在三角形之中。两手互相轻握，置于小腹前或分放于大腿上（图3-1-2）。

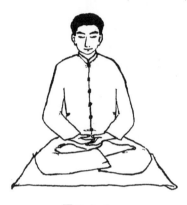

图 3-1-2

（三）自然跏趺坐

自然跏趺坐，即自然双盘腿坐，也称为散坐式或驾马式。上半身和跏趺坐相同，唯臀部微垫高，两腿屈膝盘起。两手互相轻握，置于小腹前或分放于大腿上（图3-1-3）。

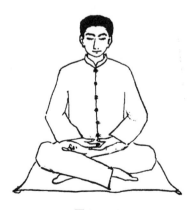

图 3-1-3

以上三种基本的静坐姿势中，初练时一般采用自然跏趺坐，待练到腰膝筋肉柔软后，可用半跏趺式。半跏趺坐式练功，持续时间能达到预定行气效果之后，腰腿筋肉柔软性进一步增加，即可采用跏趺式。需要注意的是，静坐最终应采用跏趺坐，才可获得较大功力和效果。因为跏趺坐法姿势安稳，气机比较容易汇聚，力壮势雄，犹如盘龙之态。长久练功，气机也不易散乱，所以对维持长久的静坐状态有利。

修习静坐时，无论是哪种坐姿，身躯要正直，不前倾或后仰。要求面部的眉心、喉结、腹脐连成一直线，并与地面垂直。身体脊柱要自然，不可前弯或俯屈，也不可仰身直挺。要感到脊柱各椎体受力均匀，避免某一节段不适。必须注意的是双肩放松，自然平正，不可左右倾斜。头要正直，不可前后、左右偏歪。双眼开张适度，不可过大，以免心神之所外弛；也不可太小或闭目，以免神气昏沉。轻轻闭口，轻咬牙关，舌抵上腭，两手轻握置于丹田下方。总之，要自然舒适，不可过于勉强，以免引起气机障碍。其他姿势的区别往往在于盘腿的方法和手法的不同。

除了上述三种静坐姿势功法外，还有跪膝坐和侧身坐法等，一般只用气机调整时采用。平时练功用此法者较少，但这两种坐法对治病疗疾效果明显。如与行气配合得当，气机可顺利行通病灶，使身体机能复原。

（四）正跪式

两腿并拢或稍分开，屈腿屈膝，两膝跪地，两小腿后伸平行，两足背面触地，臀部坐于两脚跟部，身体重力落在膝与小腿之间。头部正直，躯体放松自然，两肩要松沉平正（图3-1-4）。坐时可常在足踝部放置柔软垫褥，以利练功持久，避免踝部的不适。

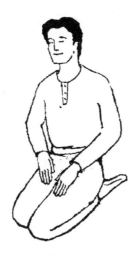

图 3-1-4

（五）侧坐式

侧坐式，分左侧坐与右侧坐。坐时两腿屈膝。左侧坐时，左大腿小腿外侧方着地，右侧大腿小腿内扣内侧着地，紧靠左腿，身体重心均衡落在左臀及腿部，身体轻轻左侧扭转，头与肩稍向左移，上体呈正立式。右侧坐时，方法与此相同，但方向相反（图 3-1-5）。

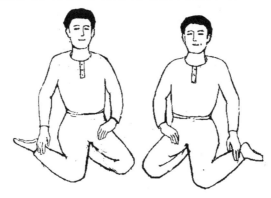

图 3-1-5

正跪式和侧坐式，腿部与腰部姿势特定在一个方向上，张力较大，筋肉某部受力较大，牵张力较大，持续这种坐式，对身体经络气机运行有较大的影响。因此，正跪坐和侧坐式调节经络气的作用较强。治疗腰腿疾病或平衡脏腑阴阳时，多采用这两种坐姿。

静坐练功时，要选择恰当的地势进行，不可坐于当风之处，不可在水湿之处静坐，也不可在过热之处静坐，更不能在秽臭不净之处或空气污浊或噪声振动之处打坐。坐下处应舒松软和，不应因久坐而产生酸胀疼痛之弊。

二、手部结印

手部结印，即手部放置的姿势。静坐时，手部的放置位置在儒、释、道、医各家均有各自的名称。这里择其通用和常用者介绍。

手为心神之气，外用运动最频繁的部位。手的各部又与全身各部气机有关。手部的相应姿势与心神结合，往往产生不同的生理效应。手的放置方式称为结印，结印是身心内外照应联络的一种方式。

（一）双手结印式

1. 合十式。

合十式，双手在胸前合掌，左右两手手指相互对应贴合；手掌小鱼际向前，虎口向内，十指指尖向上；合十后自然置于胸前，与胸相距约一拳距离（图3-1-6）。

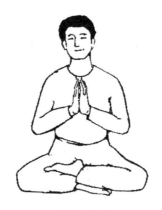

图 3-1-6

由此衍生的密宗修养印式，则是双手合十时，掌心空松，两掌心不接触。而掌心与十指紧贴者，则为佛家净土宗修养印式，练心神归一，心神恬静，精神内固者，多用此种结印方式。

2. 抱合式。

抱合式，是两掌掌心相互贴靠，一手的食指、中指、无名指和小指屈曲，置于另一手虎口之侧，拇指置于另一手腕尺侧部。一手食指、中指、无名指和小指轻压在另一手的小鱼际部，拇指扣压在虎口掌背部，手掌心呈上下相对（图3-1-7）。

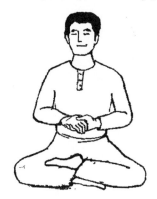

图 3-1-7

这种印式使身体气机左右通流，置于两腿之间。

3. 交叉合掌式。

交叉合掌式，即双手掌掌心紧贴，双手十指交叉屈曲抱合，双掌心左右相对，合掌置于胸腹之前或松柔地置于两大腿之间（图3-1-8）。

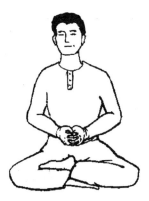

图 3-1-8

4. 贴靠式。

贴靠式，又分为降魔印和金刚印两种。

降魔印，即双手置于两腿之间，双掌手心向上，右手掌背面置于左掌心上，食指紧靠左拇指根部；双手拇指顶端相靠并结成圆环状；手掌的小鱼际侧方靠近小腹，手背置于两足上。肩、肘自然松垂，身体自然舒适（图 3-1-9）。

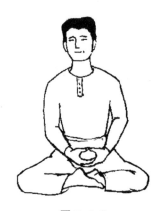

图 3-1-9

金刚印，其方法同降魔印，唯将左手置于右手之上。

这两种结印最为普遍，因结此印时身体气机流畅，灵能之气最易养成。通常若阳气不足时，多用金刚印式；若阴气不足时，多采用降魔式。

5. 结环式。

结环式，分为阴阳结、连环扣和太极环 3 种。

阴阳结，即左（右）手掌心向上，食指、中指、无名指和小指呈屈曲状，右（左）手手形与上相同，掌心向下，两掌上下和合，手指相互扣合屈曲成结环状，拇指自然贴靠于两侧小指背侧。在做阴阳结印式时，女士左手向上，右手向下。如果是男士，则右手向上，左手向下（图 3-1-10）。以成阴阳之气相互补益之势。

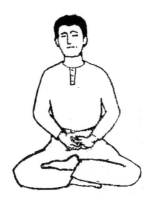

图 3-1-10

连环扣，即双手十指自然呈半屈曲状，自小指开始，各指依次交扣连接，拇指最后交扣，置于掌之上方，掌心随之向内对抱呈空心拳状，置于双腿之间（图 3-1-11）。这种印式能使全身气机流畅交汇，有利于气机循行，治疗疾病用此印式效果较佳。

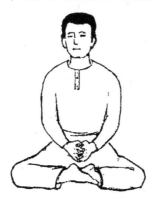

图 3-1-11

太极环，是以左手拇指与食指结成圆环，其余四指自然分张；右手拇指与食指穿越左手之环，交错结环呈"8"字形交连状；双手拇指、食指尖部靠贴于食指基节部，其余各指自然屈曲对抱呈抱拳状，双手置于两腿上，手心向内上（图 3-1-12 第一手形）。全身保持正直放松，双肩、肘沉坠，放松。这种印式可使气机循行流畅，练灵气积蓄，欲增长智慧的修习者，多采用此种印式。

另外，中指、无名指、小指都可用同样的方式结环。因各手指与拇指结环后（图3-1-12第二、三手形）所通行的经络信号不同，其气机效应也就各有不同。拇指与食指结环时，多能通行肝胆之气。拇指与中指结环时，多能行通心与小肠气机。拇指与无名指结环时，多能行通肺与大肠气机。拇指与小指结环时，多能行通肾与膀胱的气机。

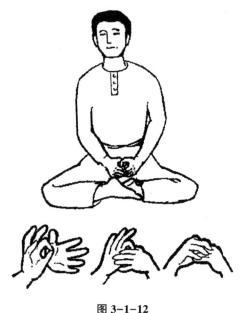

图3-1-12

（二）单手结印式

单手结印式的形式种类有很多。单手、双手同一式；双手不同印式，搭配起来有数十种的变化。在这里选取部分与静坐健身有关的结印式介绍。

1. 归一式。

左手或右手置于胸前，掌与胸齐平，掌心向侧方，虎口向内；食指尽力屈曲，其余四指自然直伸，手指尖向上（或者手置于腿上），手心向上；另一手与之形同，自然放置于同侧大腿根部（图3-1-13）。

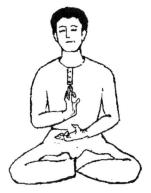

图 3-1-13

食指与肝胆经络通连，屈曲食指，旨在聚敛肝胆之气。肝之神气为魄。这种结印式能促进肝魂之气归附于舍，不使神气消散损耗。

2. 莲花式。

用左手或右手，或双手同时结印均可。中指屈曲，拇指扣压在中指指甲面上，其余三指自然伸直（图 3-1-14）。单手结印时，指尖向上，手心向横方置于胸腹之前，与心齐平。保持松肩坠肘，全身自然直立放松。除此之外，还可单手，手掌向上，虎口向前，手背置于小腿上。另一手自然放置于同侧大腿根部。中指通达心经，心为神明之主。屈曲中指、拇指扣压，其旨在聚敛心神之气。拇指通脾经，脾位在五行之中部，拇指压中指，有使心气归中之意。目的在于避免心神外驰，减少气机的损耗。

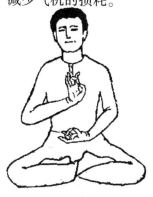

图 3-1-14

3. 剑诀式。

用左手或右手，或双手同时结印。无名指与小指同时屈曲，拇指扣压在两个指背侧，其余两指自然伸直；虎口对胸，掌心侧向，置于平心之位，距胸一拳距离（图3-1-15）。或者也可以掌心向上，手背置于小腿之上，另一手自然置于同侧大腿根部。手的无名指与肺经相通，小指与肾和膀胱经相通。肺主魄，肾藏志，是决断气概与意志力处所之脏。屈无名指与小指，旨在聚敛肺与肾气，使气魄宏大，肾气增长，以免除气机的损耗且食指、中指用力伸展时，可使肝经、心经之气向外疏发，具有平肺、泻心邪火的作用。

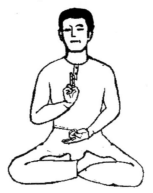

图3-1-15

单手结印对调节脏腑之气的偏衰具有良好的作用。有病患者修习练功初期应多用单手结印。肝胆气机不畅，可采用归一式。心与小肠气机不畅，可采用莲花式。肺与大肠、肾与膀胱气机不畅，可采用剑诀式。如果是脾胃气实热者，以无名指、小指扣压拇指，结成剑诀式。或者用食指扣压拇指，结成归一式。以五脏的生克制化原理相互搭配、交接，使气机有补、泻之益，这样就有利于脏腑气机的调节。

结印时，手指用力不可过重，当然也不可太轻。过重时，会容易损耗气机；太轻过于松散，又易使气机散乱。用力以适度为佳，轻轻接靠，不使松散，稍有感触即可。如若是欲泄除经络的实邪之气时，也可稍稍用力，有轻度胀感即可。若欲补益气机，则用力轻散，使触及之处有温热感即可。

三、其他静坐姿势

除了以上介绍几种代表性的重要静坐姿势，下面再介绍几种常见的静坐姿势。

（一）自由式

上体中直端正，两腿弯曲，左内右外（女性左、右与此相反），自由交叉盘坐（练此式及其他各式，盘坐前开胯动作，见后面开胯内容介绍）；两手掌心向下，自然扶在两膝之上，上下畅通，自由自在而坐（图3-1-16）。

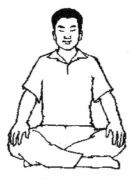

图 3-1-16

（二）龛穴式

上体中直端正，两腿弯曲，左内右外，平放在坐具之上；左脚跟先抵住会阴穴，右脚跟再抵住左脚的解溪穴（女性左、右与此相反）；两手掌心向下，自然扶在两膝之上，上下畅通，龛穴静意而坐（图3-1-17）。

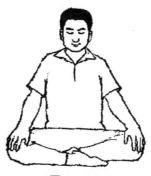

图 3-1-17

（三）吉祥式

上体中直端正，两腿弯曲，左腿平放于坐具之上，右腿竖置体前右侧（左脚侧放，脚心向右，右脚平放，脚心向下；右脚在左脚尖的右斜前方，横、竖各距 3 厘米）。左膝托左腕，左手掌指微曲，掌心朝向右前上方；右手掌心向下，自然扶在右膝之上；上下畅通，吉祥安泰而坐（图 3-1-18）。此坐姿男、女无别。

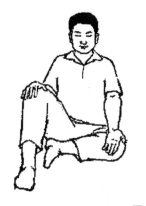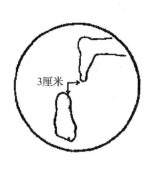

3厘米

图 3-1-18

（四）重阳式

上体中直端正，两腿弯曲，左下右上，左脚放在右臀外下侧，右脚放在左臀外上侧，两膝在体正前方重叠（女性左、右与此相反）；两手在膻中穴前澄心合十，上下畅通，重阳合十而坐（图 3-1-19）。

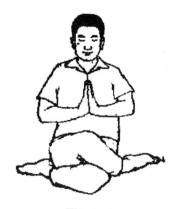

图 3-1-19

（五）开胯式

开胯式，是练习静坐盘腿首先要解决的问题，其主要作用是松弛胯、膝、踝关节。开胯的方法也多种多样，在这里介绍一种较为简便易行的方法。

开左胯。两腿向前平伸坐于坐具之上。左腿弯曲，右手扳左脚背，将左脚放在右股之上，右手扶左脚。左手下压左膝，然后让其弹回原位，此为1次，如此连续压弹9次（图3-1-20）。压膝关节的目的，是使胯、膝、踝3个关节同时接连不断地得到松动，使膝盖能逐渐贴近坐具，以利盘坐。

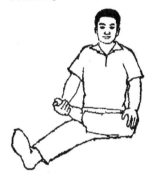

图 3-1-20

开右胯。再将左腿伸平，右腿弯曲，左手扳右脚背，将右脚放在左股之上，左手扶右脚。右手下压右膝，然后让其弹回原位，此为1次，如此连续压弹9次（图3-1-21）。如果在练习中感到关节尚不够灵活，可以重复练习几次。

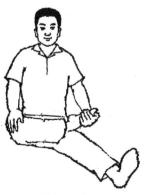

图 3-1-21

（六）端坐式

先以后臀部就座，要求座抵谷道（注意不可让座位抵上尾椎尖），虚会阴穴，上体中直端正（上体与大腿相互垂直）。两腿平行，与肩同宽，小腿与地面垂直，两脚平铺着地；两手掌心向下，自然扶在两膝之上，上下畅通，端庄舒松而坐（图3-1-22）。

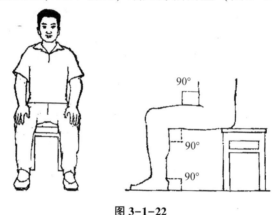

图 3-1-22

此种坐姿为两手掌心向上扶膝状，为"阳掌式"。锻炼3~6个月之后，可变为"阴掌式"（图3-1-23）。再坚持锻炼3~6个月转练下面的扭抱式。

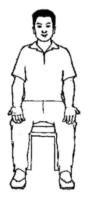

图 3-1-23

（七）扭抱式

先以后臀部就座，要求座抵谷道，虚会阴穴，上体中直端正（具体要求同前面的端坐式）。然后，两脚腕斜向交叉，左内右外，右脚的昆仑穴（图 3-1-24）与左脚的解溪穴（图 3-1-25）相接（女性左、右与此相反）；两手掌心向下，自然扶按在两膝之上，上下畅通，阴阳扭抱而坐（图 3-1-26）。

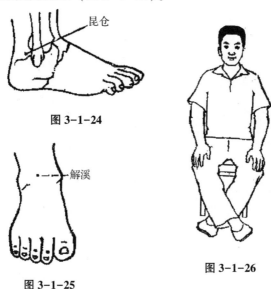

图 3-1-24

图 3-1-25

图 3-1-26

此种坐姿按照要求坚持锻炼 3~6 个月之后，可变"阴掌式"为"阳掌式"（图 3-1-27）。再坚持锻炼 3~6 个月之后，可转练前面所述的各式静坐法。

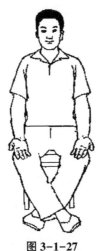

图 3-1-27

四、静坐姿势的锻炼意义

静坐姿势，就是采取坐、卧、站，甚至有行的姿势，结合意念的集中与运用和呼吸方法的锻炼，以达到增强体质、治疗疾病的目的。这些姿势的锻炼、呼吸的锻炼、意念的锻炼，古人称为"调身""调息""调心"。而姿势、呼吸、意念这三者的锻炼，不可分割，互相影响、互相促进。每一次的静坐锻炼，都是三者的具体结合和运用。

（一）姿势锻炼的重要意义

静坐姿势，就是修习者在练功时间内所采取的体位及其形态。在静坐锻炼中，要求修习者能在这一段练功时间内，身体各部分都处在适合生理、自然的情况下，使意念集中，便于全身松静和调整呼吸。因此，就存在一个静坐姿势的锻炼问题，它既要有一定的规格，又要自然。

姿势在静坐锻炼中的重要意义，还在于其是练功的第一关。因为要进行静坐气功锻炼，首先要摆好姿势，所以姿势是修习者练功最先接触的内容。还因为姿势本身有一定的治疗作用。它的治疗作用还和不同的姿势有着直接的联系，诸如坐式或站式对高血压、青光眼、部分神经衰弱病人的改善症状有好处；久病体衰，有些初习者就要以卧式为佳，能较快地恢复体力。

（二）姿势的种类

通常人们在生活中身体所处的常态，就是姿势。它不外行、住（立）、坐、卧四个方面，古人称为"四威仪"。练功的姿势总的也分为坐、卧、站、走四类且在这四类中根据锻炼的实践，又总结出不少具体的姿势摆法，其中坐、卧、站的应用比较普遍，行走的姿势则极少使用。

关于姿势中的卧式，仰卧是最普遍的，所谓正身偃卧就是。至于侧卧一般认为起自宋初的华山陈抟老道，因为他在《寿命论》中曾提到："倦时侧卧，双腿须自然，一手如复地，一手如托天……"但实际上陶弘景在其《养性延命录》中就强调"凡入睡，欲得屈膝侧卧，益人气力"，如此等等。

对于仰卧时一般枕的高低问题，《王子乔导引法》中曾指出："病在喉中胸中者，枕高七寸；病在心下者，枕高四寸；病在脐下者，去枕。"可以参考。

立式，即站立的各种形态姿势。早在《素问》上古天真论中的"独立守神"即是最早记录站式的。在《诸病源候论》中也有记述倚壁、立身、蹲踞三种。

五、卧式姿势

卧式姿势，即以静卧形态形成的各种姿势。在这里介绍四种常用的卧式姿势功法。

（一）仰卧式

仰卧式，也称为通顺卧法。头枕卧具，仰卧于卧具之上，面朝天，头正；枕高低适宜；口眼轻闭；两腿并拢（或自然伸直）；两手臂自然伸直（或微曲），置于身体两侧（相叠于腹部）；掌指按两侧环跳穴，通顺而卧（图3-1-28）。

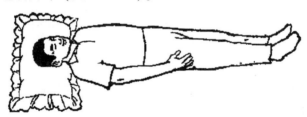

图 3-1-28

此式体弱病人或睡前练功宜用，但容易入睡，或形成昏沉，影响练功的质量。因此，体力较好者应逐步增加坐式或站式。

（二）侧卧式

侧卧式，也称为承天卧式。先在腋下垫枕，向左侧卧于卧具之上。两腿稍曲，左腿在上稍曲，用左脚跟抵住右脚解溪穴；左手掌心托住左耳上部和头部左侧，左肘挂于枕外卧具之上；右臂微曲，掌指按右侧的环跳穴（图3-1-29），承天而卧；腰部亦稍弯，身稍成弓形；头略向胸收，轻闭口眼（图3-1-30）。

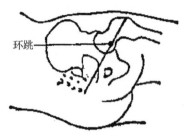

环跳穴位于股骨大转子与骶管裂孔（腰俞）的连线上，中 1/3 与外 1/3 交点，左右计二穴。

图 3-1-29

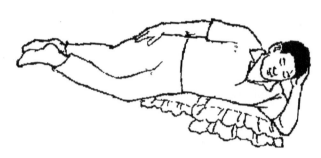

图 3-1-30

体弱的人、不习惯仰卧的人，可做侧卧式。侧卧式时腹肌较松，易形成腹式呼吸。

（三）三接式

左或右侧卧，下侧手掌心（劳宫穴）按在上侧手肘部（曲池穴），上侧的腿屈膝上提，上侧手掌心按在接近上侧膝部（鹤顶穴），上侧足心（涌泉穴）接近下侧膝部（图 3-1-31）。

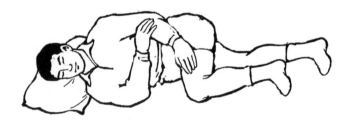

图 3-1-31

此种卧式适宜于体质虚弱、中气下陷的内脏下垂患者，较易于形成腹式呼吸。

（四）半卧式

在仰卧的基础上，将上半身及头部垫高，斜靠在卧具之上，也可同时在膝下垫物（图3-1-32）。

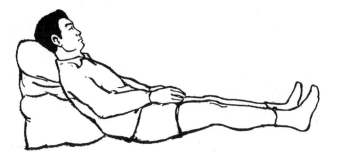

图 3-1-32

此种卧式适宜于心脏病或哮喘患者及体力极差的患者练习。

（五）其他卧式姿势

除以上介绍的四种常用卧式姿势，还有其他不同的卧式姿势，可因人而异采用。

1. 盖天卧式

头枕枕具，仰卧于卧具之上；两小腿左内右外（女性左、右与此相反）自然交叉平放；两手十指交叉，掌心盖顶，置于头部上方，距百会穴约10厘米，大、小臂与肩、掌成六边形），姿势摆放正确之后，用意念导引气自两劳宫穴向百会穴贯入，将劳宫穴与百会穴接通，呈盖天而卧（图3-1-33）。

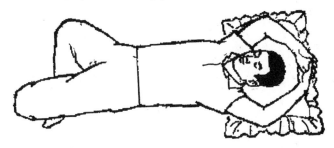

图 3-1-33

2. 无忧卧式

头枕枕具，仰卧于卧具之上；两小腿左内右外（女性左、右与此相反）自然交叉平放，两手十指交叉，夹在头、枕之间，托住小脑部位，呈无忧而卧（图3-1-34）。

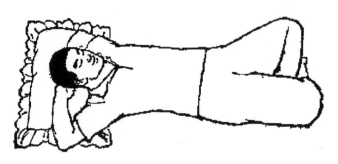

图 3-1-34

3. 龛穴卧式

头枕枕具，仰卧于卧具之上；两小腿左内右外（女性左、右与此相反）自然交叉平放；两手龛穴而卧。

龛穴的方法，因修习者与病患者的不同而不同，多采用龛上的中脘穴。两手食指、中指与无名指指尖并齐；点在上脘穴和中脘穴（图3-1-35）上，随呼吸自然起伏（图3-1-36）。

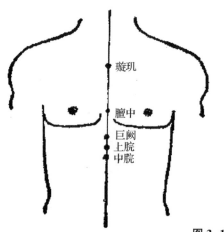

璇玑

膻中

巨阙
上脘
中脘

上脘穴位于腹正中线上，脐上五寸。
中脘穴位于腹正中线上，脐上四寸。

图 3-1-35

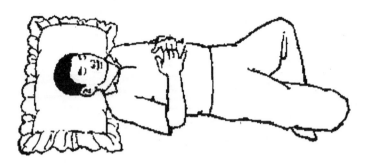

图 3-1-36

或抚肝、脾。两手分别平抚于左、右上腹部，随呼吸自然起伏。

或抚心、肺。两手分别平抚于左、右胸部，随呼吸自然起伏。

或抚中焦。两手掌心向下，左下右上（女性左、右与此相反），叠放于上腹部（中丹田位置），随呼吸自然起伏。

或抚下焦。两手掌心向下，左下右上（女性左、右与此相反），叠放于下腹部（掌心对下丹田），随呼吸自然起伏。

4. 天地卧式

头枕枕具，向右侧卧于卧具之上；两腿微曲，右脚跟抵左脚解溪穴；右臂弯曲上折，掌心向上，平放于头前卧具之上，小臂与躯体要平行，大臂和小臂、大臂与躯体均成90°；左臂弯曲，并提臂虚腋，左掌拄于胸前卧具之上，小臂垂直于卧具，要使胸部同时舒适，合天地阴阳而卧（图 3-1-37）。

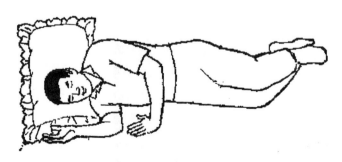

图 3-1-37

5. 合一卧式

头枕枕具，向右侧卧于卧具之上；两腿微曲，自然叠放；右臂弯曲上折，掌心向上，平放于头前卧具之上，小臂与躯体平行，大臂与小臂、大臂与躯体均成90°；左臂微曲，掌指按左侧环跳穴，合一而卧（图3-1-38）。

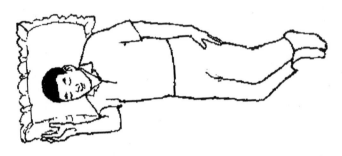

图 3-1-38

6. 尼冲卧式

腋下垫一枕，向右侧卧于卧具上；两腿叠放，右脚跟抵左脚解溪穴；右手拇指点右听宫穴，小指点印堂穴，其余三指随意放置，右肘挂于枕外卧具之上；左臂微曲，掌指按左侧环跳穴，柔韧而卧（图3-1-39）。

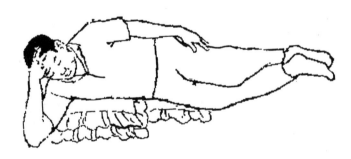

图 3-1-39

7. 翘卧式

面朝下平卧于卧具上，两腿弯曲上折，两手从背后紧钩双脚脚背，力发于腹，头、股同时离开卧具，下翘上含而卧（图3-1-40）。

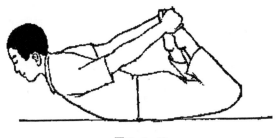

图 3-1-40

六、站式姿势

站式姿势，即以静立形态构成的姿势。在这里介绍以三圆式和下按式为主的两种通用的站立姿势功法。

（一）三圆式

两脚左右分开约同肩宽站立，两足尖以内八字站成半圆形；两膝微屈，收胯置腰，含胸拔背；两臂抬起，两手与乳部平，做环抱树干状；两手指均张开弯曲如抱球状，两手掌心相对，距离约 20 厘米；头部正直，两眼睁开，平视前方某一目标，或向下看前 1~2 米地面某目标；口轻闭，舌顶上腭。姿势中，三圆即是足圆、臂圆、手圆（图 3-1-41）。

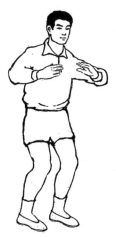

图 3-1-41

（二）下按式

两脚左右分开约同肩宽站立，两臂下垂于两侧，两手指自然伸直向前，掌心似按向地面。其余同三圆式（图3-1-42）。

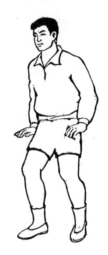

图3-1-42

站式姿势，适合于健康或体力较好的患者练习。对高血压、青光眼或体质较好的神经衰弱患者，尤为适宜。这种姿势是利用下部的紧张，以促进上部的松弛。练习时多在室外进行。

七、行式姿势

行式姿势，是以行走形成的练功姿势。在这里介绍以太极步为主的行式功法。

太极步式

活步站桩。开始做预备姿势，头正直，两脚横开一步，含胸拢背，吸气意贯丹田，此时闭气不呼，两拳紧握，两臂抬起，左手在前，左腿同时迈出。两拳变掌向前按，两眼看前手的手指，左脚尖点地，70%的体重在后腿，双肘稍弯，右肘俯于左肘，止步闭气，待闭气不能坚持时再呼吸换式（图3-1-43）。

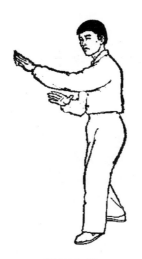

图 3-1-43

换式动作。将两手轻落身体两侧，随落手同时慢慢呼气，将气呼尽后再行吸气抓闭握拳，随落手同时慢慢呼气，将气呼尽后再行吸气抓闭握拳。抓闭后，与前左、右相反做活步站桩（图 3-1-44）。

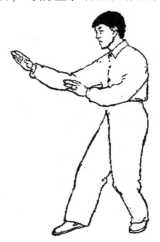

图 3-1-44

此式可依修习者身体情况规定锻炼时间。本姿势应在以上站式的基础上进行。

行式太极步的优点是能增强下肢运动。"人老腿先老"，太极步式适宜于老年人进行腰腿的锻炼。

第二节　静坐姿势功理

静坐，其练功姿势尽管有多种，也都具有各自的特有形态，都有一定的要求，但总的是服从于练功的目的——增强体质、治疗疾病的需要，服从于如何把功练好的需要，更有利于身体内部气血运行的需要。因此，其是有共同规律可以遵循的。诸如在《遵生八牋》引《心书》中指出，要"厚铺坐褥，宽解衣带，端身直脊，唇齿相着，舌抵上腭，微开其目，常视鼻端"。因为"厚铺坐褥者，使形体不倦也；宽解衣带者，使气不住也；端身直脊者，使理通达，气不窒息塞也；唇齿相着，舌抵上腭者，使重楼无浩浩而去之患也；微开其目者，使不坐在黑土之下也，又以去昏病也"。又如托名宋朝张紫阳的《金丹四百字序》中认为摆练功姿势时，要"含眼光（即垂帘内视），凝耳韵（即忘声返听），调鼻息（即调柔入细），缄舌气（即息舌宁心），是谓和合四象"，再加上轻合齿。由于肺气通于鼻，心气通于舌，肝气通于目，脾气通于口，肾气通于耳。所以五官与五脏之气相关联，这五脏之气，古代练功人士又称它为"五牙"。还由于五脏与精神意识和思维活动相关联："心藏神，肺藏魄，肝藏魂，脾藏意，肾藏志。"所以"眼不视而魂在肝，耳不闻而精在肾，舌不声神在心，鼻不香而魄在肺，四肢不动而意在脾，名曰五气朝元"。这样"魂在肝而不从眼漏，魄在肺而不从鼻漏，神在心而不从口漏，精在肾而不从耳漏，意在脾而不从四肢孔窍漏，故曰无漏"。就可以使神、魂、魄、意、志各安其位。所以，整个姿势摆得好，包括对五官处理好，就可以使五脏安和，情绪安宁，从而提高练功的质量。

一、姿势锻炼的要求

静坐姿势总的要求：全身稳定，内部舒松，防止强直和松垮。具体操作时，要注意掌握：

四要：①塞兑垂帘：轻合口目，露微线光。

②沉肩垂肘：两肩松开，两肘下垂。

③松颈含胸：颈部松弛，胸稍内含。

④舒腰松腹：坐则腰直，侧卧腰弯。

两对：①鼻与脐对：正面视之，鼻脐直线。

②耳与肩对：侧面视之，耳直对肩。

古人所说的："要坐如钟，立如松，卧如弓，行如风。"此话的前三句都可供摆姿势时参考对比。

二、姿势的锻炼与检查

姿势本身就是练功的一个重要组成部分，因此，修习者对适合自己的姿势，应认真地进行自我锻炼，并常常检查自己的姿势是否正确。静坐练功姿势的特点之一，就是要能保持一定时间的稳定，这与生活中的行、住、坐、卧的时刻可以变动是不一样的，所以要有一定的主观努力。对静坐姿势的掌握，特别是其中的平坐与站式，有一个艰苦的过程，要有思想上的准备。但又不可太勉强，或认为姿势的正确是高不可攀的。勉强或估计过高，则一定会紧张，就失去了松静自然的原则。因此，当静坐练功中出现一些疲劳时，诸如初次平坐感到腰酸背痛，初次站时的两腿发抖，都应该坚持一下，否则将永远不能掌握它；如果能稍坚持一下，掌握了它，才会真正体会到姿势锻炼的含义，这样以后形成条件反射，一摆好姿势，就能够松静下来。当然，在初练功时，松静的掌握还有困难，对某种姿势又不完全习惯时，为了促进松静，也可以在符合总的要求下，寻找比较能适应的姿势。

为了帮助修习者更好地掌握姿势的锻炼，指导人员的检查、帮助纠正是很重要的。姿势的检查主要是望诊的方式，观察修习者的姿势是否舒适自然，是否合乎所要求的那样，并检查与此相关的用具是否妥当。

姿势的检查，从头部开始，再及胸、腹、背、四肢部位。

1. 头部。是否向前俯得过低，或昂头上仰。以坐式来说，应是以头顶百会穴为中心，不偏不倚，不俯不仰地如悬挂着般，即所谓的悬顶。如果仰头易使呼吸不畅，颈部发酸，而低头则易于昏厥或呈瞌睡的状态。

2. 肩部。是否有耸起。肩宜垂不宜耸，耸肩会使肢体紧张，难以整体松静。

3. 胸部。是否挺出。挺胸会使呼吸不畅，如仍错误地锻炼，易引起两胁酸痛。因此胸部要稍向内收，即"含胸"。

4. 腰背部。处于坐姿时，腰背是否呈驼背样。弯腰易使腰背酸或如负重般的疲劳，因此要直，即"拔背"。

5. 两手。按在大腿上，是否太前出近膝盖，太前出易使上肢紧张；两脚是否放平，否则易发生麻木。

6. 上身。是否有倾斜不正。

7. 仰卧。是否舒适自然。

8. 面部。是否绷紧，要面带笑容，则易于松静。

以上情况如有发现时，才开始练功的，应即刻指出令其改正，或用手轻轻地帮助纠正，或告知修习者练功后，轻轻地将其身体摇摆一下，松动一下肩背，调节一下胸背腰腹，端正一下整个姿势，再行练功。

如果修习者已处于安静状态，那可在功后向其指出，促其注意。

有关练功用具，要看是否适合所练姿势的需要，如坐式的凳椅是否过高或过低。卧式则以板床或棕棚床较佳。盘坐式臀部要垫毯子，没有专门的练功凳时，可坐在床上练。

三、姿势锻炼的功理

静坐功种功法较多，但各派的姿势、口诀、意念、要求、特点各不相同，练功的效益也不一样。本书中介绍的静坐功法，由坐式开始，供修习者由易到难、由浅入深、循序渐进地锻炼。它以培元固本、益寿延年、开发智慧、激发潜能为目的，并利用自身的意念进行意守，主动地调动自身的内气来调整气机，促进气血运行，改善人体的机能。

修习静坐看起来简单，练好却不容易，修习者对出现的各种玄妙境界必须有足够的了解和正确的认识。不能简单地模仿姿势，而要仔细体验练功的效应，在基础理论的指导下，明辨其理，自解其奥。

一般在静坐姿势时下肢多采取男性左内（或下）、女性右内（或下）的姿势，这是根据中医阴阳学说推演而编排的。《道德经》中说："道生一，一生二，二生三，三生万物。万物负阴而抱阳。"在中医阴阳学说中认为：男性左为阳，右为阴（女性相反）；外为阳，内为阴；上为阳，下为阴（女性相同）。根据这些原理，静坐姿势安排了下肢"外阴内阳"与"上阴下阳"，此谓"阴阳交济"，即"阴中求阳，阳中求阴，阴克阳之过，阳充阴之虚"。这样锻炼的结果，才可使人体内外的阴阳沟通，相互补充，互相作用，促使人体能量流得到有序化的发展。

端坐式，其意是端正练功态度，调正身形和意识，在阴阳平衡中进行锻炼，增强能量场。在《普贤观经》中说："一切业障海，智徒妄想生，若欲忏悔者，端坐念实相。"这里所说的"实相"是佛教名词，其意是指摆脱世俗认识的假相之后所显现的真实相状，也是调正身形和意识的意思。

修习端坐法的坐式，要求3个90°，上体与大腿、大腿与小腿、小腿与地面，其意思就是要求练功认真，不能马虎。因为初练静坐修习者的体内能量不足，真气不易畅通运行，所以先用端坐式进行锻炼，引导静坐入门。

顶头悬（悬顶），上体中直端正，就是要求悬顶勾腿，将头左右调正，百会穴、会阴穴与中脉成一直线，上下调正、贯通，并对任、督二脉（小周天循行路线）起到通调的作用。手扶双膝，掌心向下，利于气机调顺，可以帮助放松与入静，以利进入气功态。端坐时要求躯体松而不懈，两臂悬而不空。双手掌心向上，利于劳宫与百会三心合一，便于升华，承接天阳。阴掌式和阳掌式标志着练功的两个阶段，通常练阴掌式3个月后可转入阳掌式。如果转阳掌后有出现头晕、心跳等不适之感，则说明气机上逆，升华过早，神、气、形不阴，不能协调自如，此时即应再转阴掌锻炼，待基础坚实之后，接着再改练阳掌式。

坐时要求"抵谷道"和"虚会阴"。谷道即肛门，坐抵谷道可防止自肛门漏气。虚会阴为了利于中脉与地相接，进而通过中脉在人体沟通天地之气，此即"人法地（虚会阴与地阴相接），地法天（地阴经中脉出百会，与天阳相接），天法道（承接天阳，接受宇宙信息），道法自然（达到练功的至妙境界）"。达到天地相接，已在其中；阴阳相合，已在其内；上下相通，已在其间的大而无外、小而无内的混沌境界。

因此，端坐式是在自在静坐式的基础上，在打好这个基础之后，才能进行更高深的锻炼，这一点必须引起修习者的重视。

扭抱式，是由端坐式向盘坐式过渡的功法。此法规定下肢斜向交叉，男性以右脚的昆仑穴与左脚的解溪穴相接（女性左、右相反），这也是根据中医阴阳学说的原理，通过下肢的交叉对人体的阴与阳、水与火进行调节，达到阴阳平衡，水火并济，坎离交媾，天地安泰。从经络学说来看，昆仑穴与解溪穴又都是主治头痛、下肢瘫痪与踝关节及周围软组织疾病的穴位，昆仑穴还可以治疗腰痛与坐骨神经痛等病症，两穴相接进行锻炼，久而久之，还可以达到调畅气血运行的功效，增强该两穴的功能，对于治疗与预防上述各种疾患均能有所补益。

从自然式开始进入盘坐锻炼。盘坐，是人为地设置障碍，通过坐式姿势的变换，逐步加深练功的难度，促使体内能量流注攻克这重重的困难。经过如此锻炼，流注如能顺利通过，在盘坐之后，障碍消除，能量就会更加充盈。

自然式是盘坐的初级锻炼形式。因是"自然"盘坐，对腿的盘法没有严格的限制，可依据个人的习惯，以舒适为度；其手法的作用与变化的条件均同于端坐式。

单盘腿式，是盘坐锻炼的第二步，同时还要龛穴。这种姿势两膝要求比自然式更要下压，开胯的幅度也就更大。随着胯、膝关节的活动，关节腔逐渐增大，关节腔内真气充盈，这样做是为了荣养筋骨，可以治疗和预防骨关节及周围软组织疾病。同时，由于开胯带动了尾椎的活动，也可以更好地启动真气沿督脉上升和打通后三关（尾闾关、夹脊关、玉枕关），起到滋润大脑、开发智慧的功效。龛穴，即男性左脚跟抵住会阴穴，再以右脚跟抵住左脚解溪穴（女性左、右与此相反），也是根据阴阳交媾的道理，对自身进行有序化的调节，其作用可以强壮下肢筋骨，强化生殖、泌尿系统功能，防治口腔部位及消化系统、神经系统的疾患。

不只是在盘坐式中有龛穴，在卧式中也有龛穴法，只是与盘坐式涵义不同；卧式的龛穴是利用宇宙浩然之气，治理自身脏腑；坐式的龛穴是承接宇宙浩然之气，接受宇宙信息。

双盘腿坐式，是在进一步的基础上，排除凡俗之念，在虚空之间求得。因此，只有心境到了那样的高度，才会由静转定，康泰福安。在单盘腿式步骤的锻炼，修习者上体的气机易通，下肢则难通，踝关节尤甚；所以，双盘腿坐式，可使踝骨关节在静坐中得到锻炼，使逆行之气变为顺行，下体的气机调畅通顺，便可直达涌泉。双盘腿坐式可以加速修习者益津补精、神气合一的过程。这种两腿交叉的盘坐姿势可使下体阴阳交媾，久坐逐渐达到阴平阳秘；其手法（两手掌心向上叠放）可使心心相印，气气相通。气至地（下丹田）通人（中丹田），至人通天（上丹天），三才（三个丹田）合一，才可慧性圆满（开智增能）。

由单盘腿式之前的姿势锻炼，都是由命功向性功的过渡，突出的是性、命双修，其目的在于奠定性功的基础；自双盘腿式开始，已经进入一个更高的层次——侧重于性功能锻炼阶段。因此，对于排除杂念提出了更高的要求，要求做到"见景不生情，见物不起意"。如不能忘却名利之心，不能淡漠凡俗，即使练功时间再长，也无法气沉丹田，真正入静；只有停止对外界诸事物产生心念，才能达到万物皆空，明心见性的境地，进入气功锻炼的更高层次。

通过上述各坐式的长期锻炼，体内真气充盈，各经络、脏腑已依次贯通。日久坚持练至脏腑与经脉之气在体内与体外和合，混元归一；并呈现出高功人体能场的光环和檀香之气，其光色明澈和谐，令人赏心悦目；其香气清幽飘溢，沁人心脾。

进入这一层次，除体健心宁、神旺智盛之外，还将逐步打开人体小宇宙通向自然大宇宙的窗口，得到神秘灵力。

出现神秘灵力的功能过程，也是明心见性的过程。即通过修炼，以明彻之心，借助灵力之功力，悟见自己的本性，达到慧性圆明、天人合一的虚空境界。这时，人已在宇宙中形成主宰，便可自如地利用万物，调动宇宙间能量，造福人类。

第三节　静坐的呼吸

　　呼吸锻炼古代称为吐纳，它是静坐练功中的重要环节之一。每个人都是每时每刻在不断地呼吸着，正如古人说："一呼一吸为一息，不呼不吸亦为息。"这就是说，只是在平时没有有意识地去注意呼吸而已。而在静坐或气功锻炼时，就是要有意识地注意自己呼吸的调整，不断地去体会，去掌握与自己身体情况相适应的呼吸方法，这就是呼吸的锻炼。前人还将其称为练气、调气、养气、调息等。

　　凡是具有生命的东西，无论是动物或植物，都离不开呼吸活动。如果没有吸氧排碳、吐故纳新，不断地新陈代谢，生命就无法继续下去。呼吸停止了就意味着生命的终结。人为万物之灵，在生理的功能上，有着与一般动物不同的思维活动。因此，在不断的生活和生产实践中，逐步地认识自然、认识自我，从而逐步地掌握它的各方面的规律，以适应它、改造它，发挥它内在的能力。对呼吸也是如此。

　　人的呼吸活动，是由自主神经系统支配的，所以可以半直接地控制它、调整它。可以有意识地让它快一些，也可以有意识地让它慢一些，也可以深一些或浅一些。呼吸活动又对人体生理各方面有着广泛的影响。有意识合理地调整呼吸，选用某种呼吸方法，使它对身体各方面的影响或增强或减弱，从而达到调整整个身体的功能且在治疗某些疾病方面以便收到较好的效果，这都是完全可能的。

　　静坐中，呼吸方式与呼吸频率对练功的影响极大。呼吸是人体吸取自然之气、排泄体内废气的重要方式。呼吸往往是依据练功的要求不同，其方式有多种区别。

一、静坐的呼吸

　　人体的呼吸方式基本以胸式呼吸和腹式呼吸两种为主。一般人依先天和后天习惯不同都必然趋向一种方式。成年男子常用腹式呼吸（即主要通过腹部膈肌的上下运动来完成肺部的扩张状态）。成年女子则多用胸式呼吸（即主要通过胸廓运动来完成肺部的扩张状态）。吸气（图3-3-1）时，腹部膈肌下沉运动，胸廓部扩展。呼气（图3-3-2）时膈肌松弛，胸廓放松，胸腹的扩张与肺部充盈吸气一致时，习惯上称为顺呼吸。当肺部充盈吸气时，胸廓与膈肌松弛时称为逆呼吸。一般的顺呼吸是指肺部的充盈与自身的习惯呼吸方式一致。逆呼吸是指肺部的充盈与习惯呼吸方式不一致。常用腹式呼吸者，其吸气用腹部膈肌运动为顺呼吸。如用胸式呼吸者，则常被称为逆呼吸。胸腹部呼吸肌完全与肺的运动相反的逆呼吸方式是极少见的。

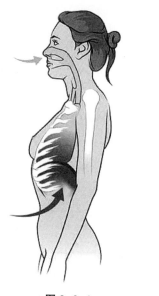
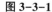
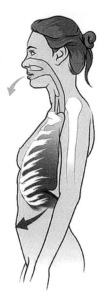

图3-3-1　　　　　　　　　　图3-3-2

除此之外，还有屏息。屏息是短暂地停止呼吸。屏息有自然屏息、吸气屏息和呼气屏息三种。其不同的方式，产生的生理效用也不同。自然屏息，是在呼吸自然顺畅下自然停屏，常能使神志安静，身体松弛。精神紧张，或有器质性痉挛急性症状者可多采用这种方式。吸气屏息，是在深吸气后停屏呼吸，这种方式多能使气机集中，强制运转，有生热之效。凡聚气通行经络者，多采用此法。呼气屏息是在深长呼出气后停屏呼吸，此法能使过剧气机消退，有泄除偏激与废浊气的作用。如是治疗疾病时多采用此法。

以胸式呼吸、腹式呼吸与屏息三种方式不同的组合，可成为多种呼吸形式，并产生特殊的生理效应。

呼吸频率的不同也会产生不同的生理效果。自然呼吸时，呼吸频率为常人的平均数，10~12次/分钟。使身心安静，多用自然频率。深沉呼吸，呼吸要均匀细长，每分钟在6次左右，有时可达到每分钟1或2次。这种方式多能促进气机的循行流动，有强阳补益气的作用。浅快的呼吸，每分钟呼吸的次数为20次左右。这种方式的呼吸多能消除气机的闭阻与紧张，有消除痞满、胀实的作用。

胸式呼吸胸廓肌张弛运动明显。胸腹腔内压力改变以胸腔为主，心、肺疾病的患者，多注意采用此方式呼吸，能造成对心、肺器官功能的良好效应。

腹式呼吸膈肌张弛运动明显，腹腔内压力改变明显，对腹部各脏器的影响较大。因此，有消化道和肾脏功能疾病的患者，多注意采用腹式呼吸法，能促进消化与泌尿生殖功能的好转。

胸式与腹式联合式呼吸，能增大气体的交换量，对全身的主要脏器诸如心、肺、肝、脾、肾、肠、胃等都有影响。如果是以强身为练功目的者，初步以联合呼吸形式为佳。

正常频率呼吸，持续的时间较长，氧与二氧化碳在血液中的比例较恒定，适合于神经的统一与协调。

深沉呼吸，能够延续的时间较短，可使组织中氧气充分交换，微细血管中氧量增加，利于新陈代谢，练习中常常有发热出汗之感。如果是较虚弱患者可采用这种呼吸方式，但持续时间要恰当。因过度的氧积聚，较易引起血液的酸性改变，组织中的能量物质不足。

浅快呼吸，能延续的时间也不长，这种呼吸频率，因过度呼吸，组织中含氧量常不足，而使二氧化碳的量增加。因此可引起心率加快，初时有热感，但较长时间后即有发凉、昏晕的现象。如果是有实热证的患者，可采用此法泄实，但持续时间也不宜过长。因过度呼吸，组织中摄入的氧量不足，二氧化碳的增加，可引起血液碱性改变，使组织器官的新陈代谢功能降低。

二、古代对呼吸锻炼的认识

古代的练家，在"呼吸精气"的指导思想下，认为"真气者所受于天，与谷气并而充身者也"。因此，强调练吸，吸气后停闭，以受纳天气，这种方式就是闭气法。在《养性延命录》中，有一段比较具体的闭气法记载："正偃卧，瞑目握固，闭气不息于心中，数至二百，乃口吐气出之，日增息，如此身神具，五脏安，能闭气至二百五十息，华盖明，华盖明则耳目聪明，举身无病，邪不忤人也。"《备急千金要方》中也记述："和神导气之道，当得密室，闭户安床暖席，枕高二寸半，正身偃卧，瞑目，闭气于胸膈中，以鸿毛着鼻上而不动，经三百息，耳无所闻，目无所见，心无所思，则寒暑不能侵，蜂虿不能毒，寿三百六十岁，此邻于真人者也。"当然，这有夸大了闭气的作用。即使在方法上也不是吸一口气，硬行闭住。据传，苏东坡对闭气也有一个很好的体会，他说："既云闭气于胸膈，恐是不闭鼻中气，只是以意坚守此气于胸膈中，令出入息，似动不动，氤氲缥缈，如香炉盖上盖，汤瓶嘴中气，自在出入，无呼吸之者，则鸿毛可以不动。若心不起念，虽过三百息可也。"除此，专讲闭气方法的古代著述还有颇多。

有一些古代的练家，在《道德经》"转气至柔能婴儿乎"的思想指导下，强调练胎息。这在《抱朴子》中也有论及："行气或可以治百病，……或可以延年命。其大要者，胎息而已。得胎息者，能不以鼻口嘘吸，如在胞胎之中，则道成矣。"明朝时期的袁了凡在其《摄生三要》中，对胎息作了阐述："人在胎中，不以口鼻呼吸，惟脐带系于母之任脉，任脉通于肺，肺通于鼻，故母呼亦呼，母吸亦吸，其气皆于脐上往来，……是以人生时，惟脐相连。初学调息，须想其气出从脐出，入从脐灭，……如在胞胎中，故曰胎息。"这种胎息的阐述其实就是闭气的发展，是闭气后下沉的体会。因此《摄生三要》中又指出："习闭气而吞之，名曰胎息。""但知闭气，不如胎息无益也。"而以胎息命名的方法，有多种，诸如《胎息法》《胎息经》《胎息铭》《胎息口诀》《胎息精微论》《胎息杂诀》等。

对胎息进一步的体会，就是体呼吸，也有称毫毛呼吸的。在《苏沈良方》的养生中说："一息自住，不出不入，或觉此息，从毛窍中八万四千云蒸雾散，无始已来。"就是此类说法。

呼吸方法中，以练呼为主的，就是六字诀。这种方式最初见于《养性延命录》中所述："纳气有一，吐气有六，纳气一者谓吸也，吐气六者，谓吹、呼、唏、呵、嘘、咽皆出气也。"自此以后，对此六字诀衍生出不同的论述。

练家由于针对不同的情况，需要运用不同的呼吸方法，因而古代的练家越出了单纯的练吸或练呼的圈子，创造出了许多呼吸方法。诸如《小止观》中有十二息：上息、下息、满息、焦息、增长息、灭坏息、暖息、冷息、冲息、持息、和息、补息。在《幻真先生服内元气诀法》中收录有进取诀、淘气诀、调息诀、咽气诀、行气诀、练气诀、委气诀、闭气诀、布气诀、六气诀、调气诀等。

古代至今天各练家对呼吸也有众多的称呼，诸如：服气、食气、进气、淘气、调气、咽气、行气、炼气、委气、闭气、布气、补气、泻气、外气、内气、慎气、御气、用气、修气、养气、护气、守气、凝气、引气、候气、导气、合气、接气、采气、迎气、运气、息气，以及调息、凝息、胎息、运息、踵息，还有六字诀中的嘘气、呵气、呼气、咽气、吹气、唏气；止观法中的十二息等数十余种。

这些呼吸方法，与一般不同的是运气与布气。在《鸡峰普济方》中记载有："意者气之使，意有所到则气到，每体不安处，则微闭气，以意引气到疾病所而攻之，必差。"这就是一种运气方法，在诸多书中都有很多类似的记载。诸如在天台白云的《服气精义论》服气疗病第八、《大威仪先生玄素真人要用气诀》《幻真先生服内元气诀法》闭气诀中，都有此类方法的记述。而有关布气是指练功者自己练气至足有余，而布气与人治病。

道教练功内丹术中的大小周天，则是以呼吸之气作为内气运行的推动力量，其又是一种运气方法。

佛教密宗中，有一种特殊的呼吸法，被称为"九级风"。这是一种意识与呼吸结合起来的较复杂的锻炼方法，也是佛教西藏密宗开顶门的预备功夫，属纯宗教的修炼方法，具有神秘的色彩。

三、呼吸方法与运用

静坐应用的各种呼吸方法，都是从古代的方法发展而来的，根据静坐的不同需要来选练不同的呼吸方法。

（一）自然呼吸法

自然呼吸法，就是一般的呼吸，只是要求比平时要柔和一些。这也是锻炼的基础呼吸法，也是锻炼呼吸的最低要求。对初修静坐者强调指出这一点非常重要。

男女之间由于生理上的差异以及生活习惯的不同，出现的自然呼吸也会有所不同。诸如在生理上，男子的腹式呼吸易于出现，女子则胸式呼吸较多；体育运动员、武术锻炼者、演员、歌唱家则都是腹式呼吸；而更多的是胸腹式混合型呼吸。这三种呼吸的形态如下：

自然胸式呼吸——呼吸时胸部随呼吸起伏。

自然腹式呼吸——呼吸时腹部随呼吸起伏。

自然混合呼吸——呼吸时胸腹部都随呼吸起伏，且起伏较为明显。也有称其为全呼吸的。

（二）腹式呼吸法

腹式呼吸法，即从自然呼吸通过锻炼逐渐形成的，可以促使内脏活动的功能增强。

练腹式呼吸时，可在呼气时，轻轻地用意使腹肌收缩，因而腹部收进；吸气时，腹肌放松，腹部自然隆起。古人说"腹内松净气腾然"，就是对这种腹式呼吸的描述。经过一段时间的练习，可以使腹部起伏逐渐地、自然地加大，切忌在练习中勉强用力。通常在练习中，意守脐中时，较易形成腹式呼吸。常见的腹式呼吸有以下几种：

顺呼吸——就是一般的腹式呼吸，吸气时腹部逐渐隆起，呼气时腹部逐渐收进。

逆呼吸——就是吸气时，逐渐收缩腹肌而腹部凹下，呼气时腹肌自然放松而腹部逐渐隆起，因而出现吸气时腹部的回缩，呼气时腹部的隆起现象。通常认识逆呼吸更能加强肠胃的活动功能。

潜呼吸——就是随呼吸小腹部微微起伏，在呼吸高度柔和的情况下而出现的这种呼吸。

脐呼吸——就是比潜呼吸更柔和的腹式呼吸，呼吸时腹部几乎不动，而想象脐部在呼吸而得名。这种呼吸法古人称为"胎息"。

（三）提肛呼吸法

提肛呼吸法，就是吸气时，稍用力提起会阴部；呼气时，放下会阴部。可用于气虚下陷的内脏下垂、子宫脱垂等症练习。

（四）鼻吸鼻呼和口呼鼻吸及口呼口吸法

鼻吸鼻呼和口呼鼻吸及口呼口吸法，就是静坐功法呼吸时，通常要求鼻吸鼻呼法。对于部分有鼻病或其他疾患的用此呼吸法感觉到有障碍时，可用口辅助，或以口代替鼻呼吸。对于胸闷、呼吸不畅的，则以口呼鼻吸较为舒适。六字诀中也用口呼鼻吸的方式。

（五）呼与吸法

呼与吸法，就是出气为呼，入气为吸，呼与吸两者有着不同的功效作用。从实践中看，呼与吸能分别影响交感神经和副交感神经，对内脏起的作用也是完全不同的。甚至古人说，呼与吸有阴阳属性，入气者为阴，呼气者为阳。因此说呼气是向外开放的，吸气是向内敛的。通常练呼时，可采用延长呼气、呼停吸、呼后念字的方法，以加强呼气；练吸时，则延长吸气、吸停呼、吸后念字的方法，以加强吸气。在六字诀中也是一种练呼的方法。

（六）数息、听息、随息与止息法

数息、听息、随息与止息法，就是加强与意识结合的呼吸锻炼方法。

数息——即默数鼻端呼吸出入的次数，从 1 到 10 或到 100，如此周而复始。练习中，可以数呼，也可以数吸，数呼是练呼，数吸是练吸。

听息——即两耳默听自己呼吸的出入，练习中不计次数。

随息——即把意识集中于注意鼻端呼吸的上下出入，练习中不计次数。

止息——即调整呼吸到一定程度时，呼吸的出入形成一种深长柔软、似有似无的状态。

练习中，当情绪不太安宁、杂念较多时，可用数息、听息。如果较安宁时，可用随息。止息是深长细匀呼吸的体会，不是硬练出来的做作。

（七）呼吸中舌的配合法

练习中进行呼吸锻炼，有时可配合舌的动作，一种是舌尖顶上腭不动；另一种是吸气时舌顶上腭，呼气时舌自然放下。这种顶上腭不动的方式可以增加口中津液，顶放的方式还可以帮助人安静下来。

四、呼吸的原则和要求

静坐最初的锻炼，主要是如何使自己的身体放松，姿势正确舒适，情绪安宁，然后，才是注意调整呼吸。如果一开始就进行呼吸练习，反而会感觉到呼吸的急迫，以及情绪紧张不自然的现象。

古代练家对于呼吸的形态，就总结出风、喘、气、息四相之说。最早见于后汉时期安世高译的《安般守意经》卷上中的记载。后来的隋朝智颧的《小止观》、明朝王龙溪的《调息法》中都有此类的记述。

风相，是指呼吸时比较急促，可以听到自己的粗糙呼吸声；喘相，是指虽然听不到呼吸声，但呼吸出入尚感结滞不通畅；气相，是指呼吸虽然无声，也不结滞，但出入还不够细匀；息相，是说在高度安静的情况下出现的深、长、匀的呼吸。因此，呼吸锻炼的要求，一般来说，就是如何使风、喘、气相逐步练成息相。另外，呼吸形态还与人们的日常活动和情绪有关。诸如在《素问》举痛论中说："劳则喘息，出汗。"这就是描述当参加体力劳动时的呼吸相，总是急迫的喘。有时还可以看到在参加体育活动以后的呼吸，也是比较急迫的喘相表现，经休息之后就逐渐平静了。情绪，通常是指因情志变化而引起的人体内在变化的综合反映，当人们受到情志的影响时，同样会影响到呼吸的形态。诸如发怒时呼吸常常是急迫的，突然受到惊吓时呼吸会出现片刻的停闭等现象。因此，呼吸的锻炼既要善于掌握自己的活动、情志，又需要有一个调整练习的过程，它不是一蹴而成的。

从古代练家到今天的发展，对呼吸锻炼的原则和要求有以下几方面：

首先，呼吸的锻炼要在自然呼吸的基础上进行，要求做到自然轻松不紧张。

其次，练习呼吸时，要遵循循序渐进，不能急于求成。要掌握莫忘莫助的方式，就是既不能忘记主动调整呼吸，同时又不能勉强对呼吸状态提出某种要求而刻意造作助力。

然后，呼吸的锻炼既要练也要养。当静坐练功到一定时候，进入"静养"状态时，可暂时放掉一下有意识的呼吸锻炼，以促进练功程度达到高度的安静状态。否则，会破坏以上所述境界。

再次，进行深长细匀的呼吸是功夫的积累。所谓呼吸的深长，就是使呼吸由浅短、次数多而变成深长、次数少。平常人的呼吸，平均每分钟 16~20 次。练功日久者，可能会达到每分钟 3~4 次，甚者 1 或 2 次，且不感到气闷或不适，仍是自然舒适的状态。但这都是在功夫积累的基础上形成的，且不是主观硬造出来的。

有人误以为《庄子》中所述"真人之息以踵，至人之息以喉"的说法，是提出练呼吸要深长到踵（脚后跟），这是对踵的误解，认为呼吸是不可能达到脚跟的。所以，在明朝陆潜虚《玄肤论》中就对"踵"有了进一步的理解："以踵者，谓深入于穴也。"在《道窍谈》中也进一步对"踵"有了论述："踵也者，相接不断，绵绵若存也。"这样对"踵"就有了更多的认识和理解，踵息即深长的呼吸，与此相对的喉息，也只是说呼吸浅短而已。

呼吸的细匀，也就是呼吸达到微细、均匀。这种方式同样是功夫积累而形成的，且与深长相互促进的。但要注意的是"使气则竭，并气则伤"。使气是拖长呼吸，硬要求深长；并气是屏住呼吸，硬要求匀少。这样的强作反而会出现呼吸短促急迫，或胸腹肌并伤作痛的不良反应现象，都是不可取的。

五、呼吸锻炼的观察

对修习者的呼吸锻炼，通常是观察其呼吸的深浅程度，是否用力并气，或听其呼吸声音的轻细均匀。

在了解了腹式呼吸时，可用手轻轻地按在修习者的腹部，体会其腹式呼吸，是否柔软平稳有节律，是逆呼吸还是顺呼吸，呼吸之间是否有停顿时间。如果修习者在强硬造作腹式呼吸，或硬求起伏大的情况下，其腹壁肌肉就会显得僵硬，起伏不自然且不能持久。因此，在练功过程中，可根据实际情况进行观察呼吸的过程。

其他形式的呼吸方法过程，也可自己亲身体会，细细观察。

六、呼吸时的生理机制

通常人体的呼吸运动，是在呼吸中枢神经支配下不断地活动着，一般并不需要意识的调节。但静坐中要求的特有的呼吸运动形式，要在有意识的参与诱导下才能实现。这种按照静坐要求的呼吸运动形式，对人体具有良好的功效和作用。

首先，呼吸锻炼对自主性神经系统的机能起着一定的调节作用。自主性神经系统分为交感神经与副交感神经，两者又是处于不断相互对立、相互协调、相互依存之中，使人体的内脏器官发挥正常的功能。如果一方出现亢进或减退，就会造成内脏器官功能的失调，导致出现某种病症。如果交感神经相对增强时，就表现为心率加快、血管收缩、血压增高、胃肠蠕动减弱。当副交感神经相对增强时，就表现为心率减慢、血管放松、血压降低、胃肠蠕动增强。这都说明了可以通过有意识的呼吸锻炼调节自主性神经系统，从而存在按照人的意志来调节或改善内脏器官活动机能的可能性。

其次，腹式呼吸就是横膈呼吸。横膈位于胸廓的底部，肺的下面。腹式呼吸时，吸气则膈肌收缩，横膈下沉，如同拉风箱般，增加了胸腔的上下径和胸廓下部的横径，空气可被大量吸收。（图3-3-3）呼气时，膈肌松弛，横膈上升，使胸腔缩短，空气也就被排出。（图3-3-4）横膈上下1厘米，即可增加肺通气量250~350毫升。通过观察腹式呼吸，可以增加横膈的上下幅度，大大地增加了肺通气量，加强了呼吸功能，促进了肺循环，也使血液中的含氧量增加。因氧的供给增加，提高了神经系统的功能。

　　然后，通过腹式呼吸锻炼，在加大膈肌上下运动幅度的同时，并能加强腹部诸肌群的收缩能力。如此也改善了胸腹腔的血液循环功能，再加上膈肌运动的活跃，实现了对腹腔诸器官的按摩作用，促进了胃肠的蠕动，加强了对食物消化及营养吸收的功能，也相应地加强了周身器官的营养供应，促进各个器官和系统的机能提高。

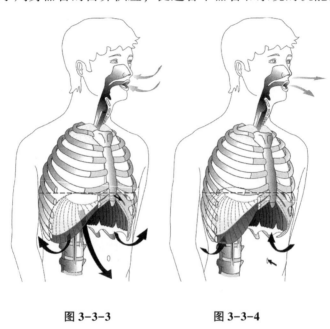

图 3-3-3　　　　　　　　图 3-3-4

第四节　静坐的意念观想

　　静坐的目的是使人体身心健康。静坐的方法有动与静两个方面，动是人们身心健康不可缺少的重要环节，静则是促进身心更好地动，亦同样是不可缺少的重要环节。动与静的含义不同，但却不可分离，它是保证人们生命活动正常发展的重要形态。不会静坐或气功者，不能主动认识"动"与"静"，常常不能把握生命的活动规律。会静坐或气功者，能主动地把握自身、动静状态规律。通过调整，使人的生命活动得到有效、长期化的发展。

人本身秉性为动，要使动具有规律和节省化的生理效能，只靠动是不可能的。静是人体生命周期的调整过程。经调节之后的动是有效的动、有利的动。人的生命过程中，形体的静较之于心性的动更为不易。静坐的意念观想就是使人更快、更好地进入清静状态，使人学会主动把握生命发展过程的规律，去及时有效地调整身心各方面机能，使生命活动向有效化、节省化发展。

静坐的意念观想之法，是综合了儒、释、道以及中国传统医学理论的各方之长总结出来的数种科学有效的意念观想程序。它是以自然舒适为首要，身体姿势以放松为重点，意念观想自身之心融会宇宙万物之中，化自身为无，化小我为大我，以求无限之宇宙生命物质，更多归附于生命活动之中，使无谓的损耗减少至最低程度。静坐中用超凡脱俗的意念观想进行锻炼，使人们获得恬静、愉快的心境状态，从而促进人们身心的完备健壮。意念观想的方法在静坐中使用，因不容易出现气机偏差流弊而深受人们的喜爱。

一、静坐的意念和观想

静坐的意念锻炼，就是如何使修习者把注意力集中到身体上来，以及某些选定的部位，或者集中在某一事物上，并能安静地进行静坐练功，不断地去除杂念，从而去体会身体各方面的情况，并在练功中有意识地继续加以调整，使之更有利于发挥意识的能动作用，以冀更好地收到静坐练功的效果。

意念的锻炼是静坐锻炼的主要环节，因为姿势的锻炼、呼吸的锻炼都是在意识的指挥下进行的。如果意念不能够集中，不能运用，则摆好静坐姿势，练好呼吸都是白费精力时间。练意在古代称为调心、凝神、存神。神就是意，它的重要性在《摄生三要》中就说："聚精在于养气，养气在于存神。神之于气，犹母之于子也。故神凝则气聚，神散则气消，若宝惜精气，而不知存神，是茹其华而忘其根矣。"其就是强调在精、气、神三者的关系中，神所居的主要地位。

练意，就是如何运用意念。在《素问·上古天真论》中的恬淡虚无、精神内守，讲的就是练意。徐灵胎在《内经诠释》中说："恬淡以养神，虚无以养志。"也是练意的一种要求说法。精神内守，更是指把注意力集中到身体上来，后来的也称为返观内照。在《仙佛合宗》中指出："返观内照者，回返其弦外之真意，以观照其内也。"就是现在多指的意守之意。

意念集中到身体某一部位，即意守在何处。明朝曹士珩在其《保生秘要》中述说的时时返念守中，自昆仑至涌泉，周身前后之窍，可以各取其善，若能精守其一，皆可起病。晋初时期的《黄庭经》中首先提出了"丹田"一说，如"回紫抱黄入丹田""呼吸庐间入丹田"。接着《抱朴子》中进一步指出丹田有三丹田之分："或在脐下二寸四分下丹田中，或在心下绛宫、金阙中丹田也，或在人两眉间，却行一寸为明堂，二寸为洞房，三寸为上丹田也。"但对上、中、下三丹田的肯定部位，众说不一。

通常认为丹田是人体藏元气的地方，因此意守这里能增强人体的元气。在道教内丹术中，也把丹田作为修炼结丹之处。不论各家对丹田所在部位如何争论，但对下丹田的部位不能执着，要根据各人的练功体会而定。正如清朝周学霆在其脉学专书《三指禅》中所说："脐下为丹田，有活见之处，而不可以分寸计。"

在用意方面，古代还有一种用想象的方法，制造一种幻想、幻觉，以集中思想，收到所希望的效果。这种方法，一类称为存想，一类称为观想。

存想的意义在唐朝司马承祯的《天隐子》中有专门的论述："存谓存我之神，想谓想我之身，闭止即见自己之目，收心即见自己之心，心与目皆不离我身，不伤我神，则存想之渐也。"其就是说存想的初级阶段，乃是闭目内视，而内视的东西都是想象的。进一步如何存想，在《天隐子》中没有具体述说，只是在《后序口诀》中提到"存想自身从首至足，又自足至丹田，上脊膂，入于泥丸，想其气如云直贯泥丸"。存想除想体内以外，也可以内外结合。后还有关于存想的记载《诸病源候论》中的"存念心气赤，肝气青，肺气白，脾气黄，肾气黑，出周其身"，以及《逍遥子导引诀》中记述的"闭口缄息，存想真气自尾闾升夹脊，透泥丸，逐其邪气"等。

观想的方法，在《备急千金要方》中有一段描述："徐徐定心，作禅观之法：闭目存思，想见空中太和元气，如紫云成盖，五色分明，下入毛际，渐渐下入腹中，四肢五脏皆受其润，如水渗入地若彻，则觉腹中有声汩汩然，意专思存，不得外缘。斯须，即觉元气达于气海，须臾，则自达于涌泉，则觉身体振动，两脚蜷曲，亦令床坐有声拉拉然，则名一通。一通二通，乃至日得三通五通，则身体悦泽，面色光辉，鬓毛润毕，耳目精明，令人食美，气力强健，百病皆去。"此所叙述的幻想，正是禅观之法，即来自佛教。佛教在唐代曾形成多种宗教派别，其中之一就有密宗。密宗源出于印度佛教中的密教，后在中国唐代传了两代就衰落了。后又东传日本的俗称为东宗，即日本的真言宗，而传入西藏的则称藏密。此密宗认为在口诵咒语（语密），手结契印（身密），心作观想（意密），三密同时相应，可以即身成佛。因此，观想法即来自密宗的观相。《备急千金要方》中的禅观法，可能就是从密宗的"宝瓶气"衍化形成的。宝瓶气的方法，与《气功疗法实践》中的丹田住气之法相类似，可以作为参考。

从以上和其他资料研究来看，存想与观想的不同处在于想与观。存想是似乎幻想到，而观想是幻观到。如果只是为了排除杂念，可以采用简单的方法，如在《保生秘要》中所述："摄心归一，专其一处，皆可止念。"这就是古代气功中所述的"存神"。陈撄宁在《黄庭经讲义》中指出："存神与存想不同。……若夫存神，则无所想，不过将神光凝聚在一点，不使散漏之谓也。存神不限于身中一处，亦不限在身内，有时亦存神于身外。"其就是说存神于身外的，即采外景，目前还在应用。

以意领气也是用意的一种方法，如用意去引导体内暖流于身体前后沿任督脉等周流，把此称为大小周天、河车搬运。还有一类，就是用意引气去攻疾病。

人体的本能天性是动，当从胎成后呱呱坠地开始，无不处于运动之中。这种运动是求生的本能，无意识的成分较多。之后随着人体的生长，为生存需要，要参加各种劳动，有意识的活动逐渐增加，有意识的运动也更丰富起来，并促进了人体生命的活力。但是，人体的运动能力是有限的，在智力和体力两方面，都受着自身"气"的限制。"气"的积聚状态良好，人体就能获得较佳的运动状态。睡眠为静态，是天生的一种聚气的调整方式，只是随着人们生活的多样化，仅仅依靠这种形式是不够的。静坐的观想，就能够促进人的精力和"灵能"气质的养成，使人们的生活更充实、完善，表现出良好的人体各种功能。

人被称为万物之灵，就是因为人具有智慧。智慧能创造人类的一切，但智慧的形成需要依靠经验和知识，同时还要依靠自身气的积聚与通畅运转。静坐观想能够使人体的"灵能"之气充足，这样能够使人对事物分析判断更精细、准确，从而促进和提高人处理事务的能力。

静坐观想的锻炼，可调和人们身心，陶冶情性，使脏腑之气安定合顺。五脏的神气柔和，则神、魂、魄、意、志相互制约，不生邪念和杂乱的妄想。

静坐观想是一种特殊的主动休养生息的方式，具有调节大脑生理功能的效果，并超过睡眠的调节作用。通过静坐观想的锻炼，人睡眠的时间可以减少，睡眠的质量能够提高。这样就能使人的活动精力更旺盛，工作效率增高。身体经常有轻快、舒适的感觉，因此修习者越练越想练，越练效果越好。

静坐观想主要的作用是调节心神之气。使神、气不产生过度耗损和紊乱，以促进脏腑之气按正常渠道运动流行，从而起到补益体力、调节脏腑、治疗疾病的作用。但是，修习者不能专一着意要求某效果。如果气机偏注于一处，反而有碍于五脏气机的调和，这就是静坐观想功法的"不求有功，自然有功，不求有法，自然生法，不求有效，自然有效"的自然法则。

静坐是依身体外部形态来说的，观想是指人体内心活动所依附的状态。"静"，不只是有安静的意思，也有洁净的含义。就"静"来说，包括了身、心两个方面。形体静，内心静，身心环境处于一种特殊的状态中，这种状态能使人产生不同的生理、心理的变化。

静坐是使人进入静止、静定状态的基础而采用的盘膝坐立姿势，身体持续处于一种姿势，人体内气血就能够平稳有序地运行，使身体内外都处于恒定的状态。这就是由静生定的状态。在达到静定状态后，心神活动的规范在特定条件下称为"止"。在特定条件下持续进行心神依附境况的活动称为"观想"。观想的发展有利于静定、静止状态的发展。而静止达到新水平时，观想的生理、心理又会发展到更高的阶段。

静坐观想能使人身心舒畅，达到高智慧、超能力的佳境。这种境界在佛法上称为"止""观"或"禅""定"，是身心修养中的重要内容。

二、练意的方法和应用

静坐练意的中心内容，就是意的集中和应用，常用的方法有以下几种。

（一）注意身体放松

静坐有意识地使身体放松，是练功中最基本的内容。从练功一开始，就要注意身体姿势摆得安稳妥当，舒服自然，并使之放松。同时，在整个静坐练功过程中，要不断地使这种放松程度加深，以解除各种紧张的状态。如果在静坐时有意识地摆好姿势，放松身体方面做得合理，此也就是集中注意力较好的一种体现。

（二）注意身体某一部位

注意放松身体之后，在整体较为安静的基础上，注意身体某一部位，此称为"意守"或"凝神"。而常用的意守部位，都是经络上的穴位。把这种注意力集中在某一穴位，一方面是为了更好地排除杂念；另一方面，由于注意穴位的不同，对身体内部气血的运行，脏腑的功能都起不同的反应。诸如高血压患者，注意头部与腹部、下肢的穴位，对血压升降有明显的影响。

通常意守的部位，以脐中或脐下为主，涌泉、大敦、足三里、命门、少商、中冲或其他部位为辅。

脐中。通常情况下都可以意守的部位，即脐部。脐中是元气之根，又是人体上下的正中部位，意守此处更有利于调节人体上下的不平衡。

足三里。在膝下的三寸侧凹陷处，是足阳明胃经合穴。如果有腹胀满痛、胃纳差时，可以意守此处，这个穴位有增强脾胃运化功能的作用。

大敦。在足大拇指外侧端，是足厥阴肝经穴。如果头涨头痛患者，注意意守此处，可使症状减轻，这是因为上病取下的意思。

涌泉。在前足心凹陷处，为足少阴肾经穴。阴虚火旺，夜寐不宁，头涨头痛者可意守此穴。此也是上病取下之意。

命门。在十四胸椎之下，与脐中正对之后腰部，为督脉经穴位。此穴适用于肾亏、腰部酸痛，或阳虚平时怕冷者。意守时可从脐中逐步深入到背腰之间的该穴。

少商。在拇指端的内侧便是。为手太阴肺经穴，适用于咳逆气喘者。

中冲。在手中指端中央。为手厥阴心包经穴。适用于心气不足、心悸不宁者。

（三）注意呼吸

在注意全身放松的基础上，为了有意识地使呼吸缓慢下来，思想安静，可采用下面两种注意呼吸方式。

数息——一面呼吸，一面默数其次数，从 1 到 10，或从 1 到 100，如此周而复始进行。

随息——意识随着呼吸出入，不计呼吸次数。

（四）注意默念字句

注意呼吸的同时默念字句，如在吸气时念"静"，呼气时念"松"。或类似这样的词句，是给修习者练功时一种良性的暗示，其起着安静放松的诱导作用。

（五）注意身体外部

如果是因心肝火旺，烦躁不安，难以注意身体内部的修习者，如有些神经衰弱患者，可采用"采外景"的方法，即注意外界环境某一目标，诸如花朵、绿树、墙壁、天空等皆可。

三、练意的原理

人的思想意识就是大脑的活动，是决定着人体内部和外部环境的事物，也就是物质决定意识。思想、大脑皮层的活动，又反过来影响人体器官的生理活动。人有很大部分的疾病都和大脑皮层活动功能失调有关，诸如溃疡病、高血压、神经衰弱等。而病态器官又反过来影响大脑皮层的活动，形成了恶性循环。静坐气功中的练意，从入静时所做的脑电图、肌肉时值等所得材料，可以认为大脑皮层处于主动的保护性抑制状态，从而可以逐渐修补、恢复大脑皮层的正常功能，因此对这些慢性病的治疗有一定的作用。

练意入静时，从血管的抑制、皮肤电位降低、前庭时值延长等的变化来看，可以想象神经中枢，特别是交感神经处于抑制，这就意味着副交感神经系统机能的相对加强。通过对许多修习者的观察证明，练功时可以增进胃肠道运动，改善消化吸收功能，其不但直接对胃肠病有利，还可以改善整体的营养状态。

在静坐练功中，意守不同的部位，有不同的作用、不同的疗效。观察高血压病人，当其意守小腹时，感觉有气血下降，呼吸柔和，头脑清醒，血压相应下降。如果是意守鼻部，则感气血上窜，呼吸短浅，头涨胸闷，血压亦有相应上升的现象。因此，有这样的功效作用，可能是神经生物电的作用。近年来的生物电研究证实了，当思想注意到身体某一部位时，那里就会产生电流。可以设想在安静的状态下，当意守这些穴位时，此处的神经一定会产生兴奋，由激发电势产生激发电流反应而起刺激的作用。经络学说的理论认为，一方面，穴位本身是"处百病，调虚实"的刺激部位，也就是用于治疗疾病和增进身体健康的刺激部位，因而具有防病治病的作用；

另一方面，穴位与经脉相连，而"十二经脉者，内属脏腑，外络支节"，所以有利于改善和调整脏腑的功能，起到了治疗的作用。

通过练意，可以有意识地控制人体内部的变化。练功水平高者，可以用意进行自我调节、自我控制。因此，静坐包含有"生物反馈"的因素，能够改变自己的生理机能活动。这样通过练习静坐，就有助于人们进一步认识循环系统、呼吸系统、神经系统、内分泌系统、肌肉和运动系统的自我调节的潜力。

四、观想的分类

依照静坐练功目的的不同，观想的方式也多种多样。不同的观想形成不同的生理、心理效果。因此观想内容和方式就十分重要。

（一）存在与消忘

静坐时，观想原本清净无物，但观想中各种景象、事物、人性，清清楚楚地出现在观想之中，这就是存在象，也称为化生象。化生象，是自然之气与体内生气结合的一种运动现象，它有助于人的智慧形成。消忘，就是通过观想空旷渺茫状态，消除频频进入观想中之各种境象。这称为化空象。化空象，是消除天地自然之气与体内生气杂乱结合的过程。其过程可以使人保持观象的准确与精细，使观想的效应更为完美。静坐中，化生与化空在观想的形成发展过程中，往往相互转化，相互对立，促进练功效应的发展。

（二）六触观想

静坐练功过程中，眼、耳、鼻、舌、身、意之象，均可成为观想的内容。各种自然形体，诸如圆形、方形、平面、球体；红、黄、蓝、白、黑各种颜色景象都可产生不同的生理效应。天、地、日、月、星辰各种境态都能进入观想之中。各种声响，诸如雷声、动物鸣叫声、呻吟、歌声、音乐声、机器声也能进入观想境态。各种气味，香、臭、苦、甜等也可成为观想的内容。身体的冷、热、麻、胀、痛、痒、舒适、难受也常出现在观想境象之中。同时人们的喜、怒、哀、乐、悲、恐等情态景象，也能存在于观想境态中。

六触境象在练功的过程中常自然地出现。它能调节身体阴阳平衡，有良好的治疗疾病的功效。

（三）宏大与微细观想

世界之大，无从概括，人的思想境界与天地相同，因此能观想的范围也极其广大。宏大的观想境态，有利于人的思维开阔，使智慧之光不断闪耀、扩散。而世界之事构成又极为精细，有时观想景态会停在那最精细环节之中。精细地观想往往使人们更能认识和分析事物的本质。古人认为天地间有三十三重天，这是形容天地宇宙之大；滴水之中亦有十万八千世界，这是形容事物的精细程度。观想于宏大与精细境态之中，人体的功能、智慧会大大发展和提高。

（四）定聚与流转

世界中的万事万物无不处于运动之中，人的观想往往与变化剧烈的事物联系在一起。因而会使记忆清晰，印象深刻。定聚将引起变化的景象存在于特殊部位和境况中，诸如观想日、月、大海的某种境态，或观想特定部位，诸如头、胸、腹、足底部等，可以产生一种流动运转的境象。流转运动变化，是天地、人体的气机保持平衡的一种现象。观想流转运动变化现象时，可使自己获得一种平衡、安静的境态。定聚与流转两种观想，是获得良好生机和强大生理功能的重要措施。

五、静坐观想的作用

静坐观想对人体具有较好的影响，能促进身体各方面的发展，调节生理功能，保证身体健康。还能锻炼和调节人的思维方式，使人的大脑及神经的活动功能更准确、有效。因此，静坐观想是陶冶身心的良好方法之一，是自我完善、自身解脱的最有效的措施。通过静坐锻炼，对人比较突出的作用有多个方面。

培养人的气势豁达大度。人的身体气机运动变化，是一个完备体系，未经锻炼时，这个体系的运动联系甚少。人体的生成、壮大、衰弱、死亡过程，都是随有限的气势运转而变化的。人体之气由先天和后天两种因素构成。先天之气有定数，自出生后气数由多变少。后天之气无定数，但能为人体所用者较少。天地宇宙，是一巨大的气机运动体系，天地变化，连续不断，其是有规律、有秩序，循环往复进行的。天地之气无定数，无限广大，生机不绝，无边无际，无始无终，因此用了"太极"概括。静坐观想的锻炼，改变人体活动系统的封闭状态，使体内的气机运动能更广泛地与天地间气机运动相互联系和交流，人体的这个小天地融合于宇宙大天地之中，从中摄取丰富、浩大的气势，补充人身气数的不足。所以人体气数增长，生命活力旺盛，就可以表现出不凡的生理功能和智慧，以形成浩大、丰厚的气度态势，表现出特殊的工作或生存能力。

提高人体运气的灵活性。人体气机的灵活性表现在各种能力提高和对外环境适应能力的提高两个方面。人体的各生理功能一般条件下是比较恒定的，如眼的视力有一定的距离，视野有一定的范围限制。经过训练后，可超出正常视力范围，甚至可能出现非眼视觉的能力。人的听力一般只能在一定距离和一定分贝音量下才能具有。经过静坐观想训练，听力的距离可大大超过常人，能听见的分贝量可低于一般人若干倍，甚至可以出现非耳听觉能力。数里之外的微细声音，或鱼虫之鸣也可细辨。经过训练后，人体的嗅觉可明显提高，在平时感觉不到的香臭气味，都能得到体验，甚至可超过犬的嗅觉能力。辨别食物的味觉能力也会有所提高。人体对周围环境的感受敏感力也可以通过训练提高。一般情况下，人体感受不到的磁场、电场、生物场，通过训练都能有所反应，甚至可以出现意识活动的同步感受传递现象，或出现预先感知即将发生事物变化的现象，或感知已经发生事物变化的残留信息，且人体对外界环境状况的适应力，可提高到不可思议的程度，诸如人耐高温、高寒、缺氧、缺水、缺食物的能力有一定的限度，通过训练，对环境的适应和耐受力可大大地提高。

增强人体气机的持久力。静坐观想锻炼，使人体气机运化能够长久进行。其表现在整个生命过程中，人体有限的气数是循行有序的，消除无谓的损耗，因而流传时间延长，有延年益寿的作用。通过静坐观想锻炼，可减少损耗，以较少的精力完成较多量的工作。用同等量的气机，可做较多于常人的功，表现有效工作时间增强的特性。

六、静坐观想功法

静坐观想功法，下面介绍一些常用通用的观想功法。

（一）师承教导观想

学练静坐有教师指导最好，良好的教师往往能使修习者进入纯正的气功境界。教师修养不足，常可引人进入邪魔境地而不能自拔。静坐教师是凡人，并非神仙，有修养优劣、水平高低之分。常练观师传承法，可经常取其所长，摒弃所短，使教师的良好方法、理论时时印证于自身之中，使静坐气机运化更趋纯正、精炼、有力。

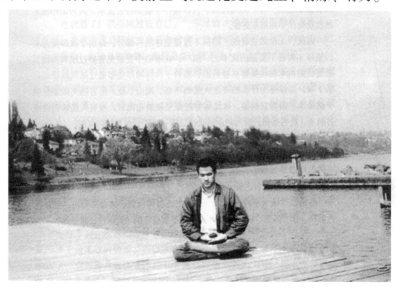

李小龙静坐观想

练功姿势：

初修静坐者宜席地自然盘坐式或在椅凳上自然正坐。闭目垂帘，眼似观鼻准，嘴唇轻闭，舌体轻柔地抵在上腭（舌亦可逆时针画圆运动），促进口腔唾液分泌，咽唾液入腹10余次。唾液要清凉香醇方可下咽。如有辛臭味时，可向外吐出1或2口后，才可下咽。

呼吸方式：

姿势摆好之后，以自然呼吸为本，胸式、腹式不论，以顺畅舒适为准。用鼻轻轻吸气，用口均匀吐气。吸气时不带响，呼气不出声，平和自然进行。练习过程中可自然地在呼气后停屏呼吸10余秒，以利于神思聚集。

意念观想：

练功的过程中，要依教师的形象、声音、语言、文字教导为内容逐一地在脑海中观想显现。初期静坐时，先忆想教师的形体、相貌。开始时模糊，以后会逐渐清晰，有时形象会由弱小变得高大，由远而近，好似站、坐在自己眼前。有时虽未见过教师之面，在练功过程中也可观想到教师形象的存在。如果教师形象清晰、高大时，往往是自身气运旺盛的反应。如果教师形象弱小、模糊，多半是修习者气势不足的反应。教师相貌会出现凶恶、慈祥和喜怒不同状态；出现凶恶、怒像，多是自身肝胆气机不调，或天候中肝木之气充裕；出现喜乐之像，多是自身心神气机壮旺，或天候中火热之气上升。练功时，保持观师处于中和平顺境象，要达此种境态，可反复自己默念告之语，使师相貌浮现自然，使自身之气与天地之气平顺调和。教师的声音高低、强弱，练功中常有感受。教师的声音如雷鸣，使自身躯体有振动感时，多为天候之气中金、水气旺盛，或自身的肺、肾气有所不调。教师的声音如弦响，虫鸣时多为天候之气中，水气过重，或修习者本体肾气不足。要使声音柔和，可通过呼吸调节。如果出现声音过强时，可多重复呼吸数十次；如果过弱时多深沉吸气数十次，同时反复默念祷告之语。所述这些修习者在练功者不可小视。

功效作用：

观想师承法，能使自己达到高深的境界。静坐观想功法种类繁多，修习者不可能一一都精通，只要掌握一种功法精益求精，专心研磨，功效自然广大深厚。古今言训，练一己之身宜精而专，为诸身求法宜广而博。

这种功法较宜早晚进行练习。练习10~30分钟，练功1个月左右，即有记忆力增强，思维敏捷，智慧超人，活动能力明显增强的良好反应。

（二）云雾洗髓观想

人生存于世，因各种因素，内外联络，形成了身心各种偏激和障碍。如果这些障碍不除，则身心得不到解脱。云雾洗髓之法，可使身心融会大海云雾之中，将世间的各种烦恼与思虑涤荡干净。这种功法可使修习者锻炼之后如同身心自骨髓中洗浴，让修习者有焕然一新之感。

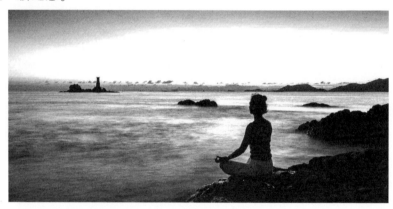

融会大海云雾观想

练功姿势：

采用前面所述的半跏趺坐、跏趺坐和自然跏趺坐三种坐姿均可。两腿与臀部坐地时成一正三角形，重心在三角形之中。头、颈、胸、腰各部要自然直立，身体不可前倾后仰，使头顶、喉与腹脐保持成一垂线。两肩臂自然松柔置于体侧，两手可结成降魔印，交置于两腿之间。两眼微闭，作观鼻之状。口唇轻闭，舌尖轻轻上顶上腭，吸气时上顶用微力，呼气时舌尖下落放松，如此反复呼吸，舌体一紧一松，即会口中生津。在有津液之后缓缓下咽入腹，练功以咽津次数为准，咽津约10次以上。

呼吸方式：

练功的过程中，以自然呼吸为原则。不求胸式、腹式，也不求气息的停聚或恒定次数。吸气时用鼻，轻缓，不使有声响发出。呼气时用口轻轻吹气，不要着力，以无风为要点。

意念观想：

意想自己整个身心沉浸在温热清凉的海水当中。吸气时海水自下而上慢慢浸没头顶，全身有沉着弥漫之感；呼气时海水自上而下降落，云雾自天而下降，笼罩全身。一呼一吸之间，海水云雾起落一次，似感觉身体浸沉于海浪之中，并逐渐感受海水逐层深入体内，身体同时有消融之感。待到躯体全部消失，仅有海水起落，自身化作光团，随海浪漂荡时，即是云雾洗髓的最佳境态。

功效作用：

云雾洗髓法，适宜每日早晚锻炼，每次维持光团漂浮浪荡，身躯消融感 15~30 分钟。静坐形体虽静，但意识轻缓、上下运动，意识活动要似有非有、似是而非，以化实体为虚无状态为原则。因此，这种功法较适用于实邪热证的患者，或思绪烦多，火性升腾，心猿意马，神气不容易归舍于身体者。练习本功法往往有身体轻度晃动的现象，对此，修习时可不必特别留意，也不必担忧，继续维持定向意念，晃动就会很快消失止息。有时练本功法的过程中，会出现各种美好、奇妙的境象或念头，对此也不必介意，也不可去着意追求，以防气机走入偏途，产生了不良的效应。初期练功或作为治疗疾病、调整身体机能时，以此法为主练习较好。练功的过程中，如能咽津 10 次以上，能多注入腹者，练功效果更佳。

（三）人间有情观想

人生存于社会中，有各种苦衷或烦恼。在不断的苦与烦的侵扰下，有的人一筹莫展，不知所措，找不到摆脱苦恼的途径。其严重时会产生悲观厌世，甚至为求解脱而去轻生者也有。发生这种状态多是因体内气机凝滞，阻碍于肝经，木气不舒展所致。而人间有情观想功法，是消除肝木之气郁积的较佳方法。

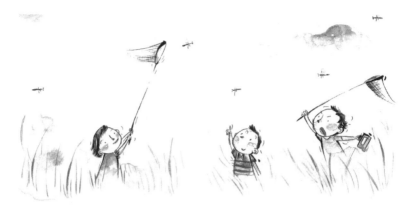

人间有情观想

练功姿势：

采用自然盘腿坐式，或坐于椅或凳之上。两手拇指、食指分别结环，置于两大腿根部。

呼吸方式：

较宜采用自然呼吸法，如肝经气机不足时，可采用较深吸气，呼吸以每分钟 8 次左右的频率为宜，也可间或吸气后屏息 3~5 秒。如肝胆经络气机亢奋阻碍者，可采用浅呼吸法，同时多注意呼气过程。每分钟 12~15 次呼吸，多呼少入。有时可在呼气后稍作 2~3 秒的屏息，以泄除郁阻的留滞之气。

意念观想：

童真观想。人一生中儿童少年时代正处生长发育的阶段，属春生阶段。木气旺盛，生机盎然；虽然此时形体柔弱，也不健壮，但心性向上，无所畏惧，对世间认识天真单纯。人处于中年阶段，则思维头绪比较多，犹如一团乱麻，不易理出头绪来。童真观想，就是将自己返回到思维单纯的状态，将生活头绪重新理顺。做童真观想有两种方式。一种是从自己记事以来到求学时止，将这个阶段时间里印象较深的情景逐一回忆（6~7 岁）。练功最初，能记忆的事情及环节较少，但随着练功的深入，能记忆的事物会越来越多，细节会越来越细。另一种方式是观想自己少年时代中，记忆最清晰、影响最大、最为佩服的人物、事件。练功时，将过程加以细细地体验

125

和回味，通过反复的练习，使自己的身心舒畅感越来越强，并产生一系列富有生机的生理效应。这两种观想方法，对解除杂乱烦恼、增强生活的勇气非常有益。

父母观想。人于社会中，父母为最亲密、最友善的人，父母的行为、恩惠、教育，往往也最深刻，对自己的影响也最深远。意念父母，应先由形象开始，当即会依自己气机平衡状况而显现不同的景象。父母对人处事的行为态度，对有损害事物的处理方式，对有益友爱的应酬方式，能细细地浮现于心目之中。父母对自己的恩惠、教养情境也会一幕幕浮现。其中包括父母为生计奔波劳碌，为自己成长所付出的艰辛，给自己语重心长的教导等。练功时，意念可呈流转的方式，即一幕幕地景象不断变化。也可呈细节深化方式，即一件事物的各个侧面均有深入浮现。做父母观想时，要任其自然，呈流转方式，不要强行停聚意念在一种境象上。如果呈深化方式时，意念也不要轻易移动，尽其自然变化。如此，人间各种烦恼自然消除，疑惑之环即可自然开启。

友人观想。人一生中朋友、亲人对自己的影响也很大。重大事件的选择和决定，往往与朋友及亲人有关。在朋友、亲人中常有自己仰慕之人，有人与自己有亲近关心之情。静坐练功中，自身气机不畅时，可借助亲近人的气机信息，往往可顺利调节，达到平衡状态。练功初期，先回忆、默想朋友与亲人的相貌，到一定程度之后，使人感动亲切的场面情景可随即出现。自己所处的环境条件，换作朋友与亲人他们会如何处理。观想中把自己慢慢转化成朋友、亲人，停聚一定时间后，脑中会出现崭新的概念和思维。往往能使自己的困惑迎刃而解。如果在练功中会出现朋友、亲人的狰恶之像，此时不必惊怕，这是练功中自身肾气不足的表现，或外在自然之水气过重的缘故。待平静气息之后继续观想，自然会出现生机与智慧。

功效作用：

以上三种人间有情观想方式，其功效都在意念功法中阐述了。

（四）苦难无常观想

人生长河，流转变化，时间推移，情境变迁，无尽无休。人的生活、智慧、生命，日常往往吉凶莫测，人生中的情感，苦难与喜悦也往往同在。人在不断变化的自然与社会条件下，保持常乐的状态，使自己的心性中正，不生偏激，这就要自我经常锻炼，自我陶冶。自己主动地认识苦与难的现状、原因和相互间的关系，使自己的头脑有所准备，这就是智慧者之虑，这种方式也历来为儒学者推崇。其"一日三省吾身"就是有思考苦与难因果关系的内容。若是愚昧者，不善思考。一个人不知安身立命之地，其在自己心中，解除苦难的办法策略也就藏潜于心中。知苦知难者，能体会到乐与甜的滋味。不知苦不知难者，常把苦乐颠倒，是非混淆。不知天地运行的道理者，其也不知应变的方法。

人生存于世，苦与难、甜与乐充满于生活之中。世间事物永无休止地在变化着，其中"苦尽甘来""乐极生悲"就是人们常说的这个道理。人们要在社会中生存，就必须从事各种职业以维持生计。而各种职业虽然也在变化的长河中，但毕竟有局限，往往不能与整个自然社会变化相应同步。不能同步现象则表现为难。难的解除方法措施不能奏效时，这时反应在人心目中的是"苦"。所以，苦是修业与心中的烦恼困扰形成的。而无苦之人只有两种情况，一种是不知修业求生计的婴孩，另一种则是精神失常的不求生计的患者。

知苦存在，而又找不到解脱克服的方法，则为苦中之有苦。职业与生计虽然顺利，但有潜在的不顺因素，虽然身处乐中，有转变之苦。生活中有时没有苦与乐的感觉，在职业营生中有行动之苦。生活不富裕有穷困缺少之苦。生活优裕富足时，又常有财富之苦。若遇有天灾，有风、雷、水、火侵害之苦。作案犯法有牢狱刑律之苦。求职谋业中，有求不能得、有功受罚、善事恶果、好心坏报、欲荣而反辱、事与愿违等不尽苦楚。但如果能知苦，而善于对付苦者，则能生活愉快了。

人生在世，变化无常，生命终究有归灰之时。现世之人，求生的欲望极强，但对死亡的思虑极少。人之死生，按一般规律说死有定期，生命气数耗尽即是命终之时。在自然、社会突变情况下经常会发生，气数旺盛而突然殒命常会出现。因此生命的无常时时存在。

生命活力旺盛的婴孩、儿童可能突然夭丧；健壮之人或因劳役，或因自然天灾，或因人为祸事，也有暴卒横死之时。聪明能干、有财重势者死亡来临时，聪明、才干、钱财、地位都挽救不了其将逝的生命。静坐中经常观想死亡到来与发生，能陶冶情性，使自己有向善作为，行动谨慎，去掉妄为的念头。因为知生的人未必知死，能知死的人，才能知生的可贵，并去寻求生存之道；所以知死者而常常不死，而不知死者往往先亡。

　　静坐观想常行苦难与无常变化观想，也能使思虑精细准确，思想敏锐，对人处世方式妥帖周全。人们在平常生活中常说：知难知苦者，事事顺利；不知难不知苦者，处处有苦难。常在静坐中观想苦难，生活、工作自然愉快恬淡，能在苦中生乐、苦中寻乐，则生命活力自然盎然长久。

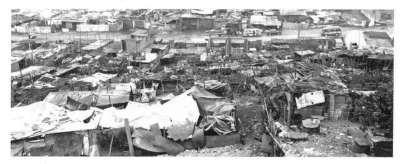

苦难生活观想

　　练功姿势：

　　做苦难无常观想时，多用跏趺坐式或半跏趺坐式，双手结降魔印式。

　　呼吸方式：

　　练功时，以自然呼吸或深缓吸气。深缓吸气时，身体中的气机旺盛，容易畅通，或吸气屏息，自然呼吸10余次后，吸气屏息数10秒。进行此观想功法时，入气充足，虽有苦难无常之念，但却使生命活力更强，反可增长脱苦、求生的智慧。

　　意念观想：

　　调整好静坐姿势之后，呼吸平和自然，开始观想。

苦难流程观想。可从一生一世想起，凡是经过的苦难，都可以回想它的发生、发展及自己的苦楚感受。其中可包括已经发生的、正在发生的、即将发生的苦与难。同时可观想苦难解脱消除的状态和原因。练功中进行这类观想时，只想苦难经历的过程，不可观想得太深，避免在某一个环节上停滞下来。此观想能使修习者迎着即将来临的苦难，而不至在遇难时心里害怕，束手无策。练功时，脑海之中有苦难之想，体内的气机即能产生一种自然的生理应变准备。所以，知苦不苦、知难而不难的情感、意志就会呈现，从而产生百折不挠的向上奋进精神。

死亡观想。常常观想到死亡会突然降临，便能定下心来好好练功。因为人的死亡是不可避免的，而只有对死亡正视和警觉，才能减少死亡的发生概率，消除早亡的因素。练功时，经常有死亡观想，可消除一些不必要的、暂时做不到的非分之想。如此可大大地减少人体脑的能量物质消耗。人生无常，死亡发生往往在一瞬间。想到死亡之时一息不至，一切放心不下的事都必须放下，不能由主观意愿所能决定，此刻，一切不得了的天大之事也只能不了了之了。因此，人的思想千种万种，总和世间之事联系。临终之时这些攀缘都必须斩断。进行死亡观想，让修习者在主动能力较强时，将应当放下的事尽量去放下，将应当断除的人世间的杂念、私心、名利地位尽量断除。观想世界中，无数有财有势的人，他们有才干，有智慧，有财富，有地位，可是死后一切皆化为乌有。对世界之事要有清醒的认识，把自己的心神之气尽量积聚，以用在有益的事业上来；把自己置于恰当位置，珍视人生，减少损耗，努力去做有益之事，做延年益寿之事。死亡观想有老死观想、病死观想和暴死观想三种。常常在练功中进行死亡观想，可经常认识自己生存于世既不容易，也极其微小。因此经常存友善、慈心，不做损人伤天之事，使生存更有意义，也会使他人满意，自己也自然愉快。

老死观想。一个人虽然年轻力壮，但终有一天会因时光流转变得老迈不堪。青春活力会消失，优美的体形会消失，洪亮的声音会消失，满腔的激情也同样会消失。由健壮到衰老是人人必经之途。练功中，常观想到衰亡时的景象，有利于心气收敛。观想到骨瘦如柴，步履艰难，食欲不振，呼叫不应，呼吸微弱，心血流动停滞的状态。感念到头、胸、腰、腹、四肢欲动不能的情况。使头脑和躯体中气机运行接近衰亡形态。练功之后，身体的后效应则会显现生机蓬勃的状态。这种观想练功法，可使人体能量物质消耗减少，并可以增加组织中的能量物质储备。古代人常说的"死而后生"即是这个道理。生与死，是生命过程中互相联系、互相对立的两个方面。求生而易死、欲死反而生的现象普遍存在。《道德经》中所说"坚强者死之徒，柔弱者生之徒"即是此意。

病死观想。一个人其自身虽然体质坚实健壮，但做疾病缠身死亡观想，诸如患传染性疾，不治之症，观想患病痛苦与症状。肿胀、疼痛、难受等症到至极之度，近乎死亡。进行病死观想之时，可能真的易患病；即使有病，也很快会痊愈。有病的人，做病死观想时，依据阴阳五行、生克制化的原则观想。诸如胃肠病时，可做心火不足或做心炎炽烈病死观想。因火生土，火之虚，实可调节脾土虚实。肝经病时，可进行肾水兴隆或衰竭的病死观想。因水生木，水气虚实可调节肝木虚实状况。心经病时，可做肝木壮盛与虚弱的病死观想。因木生火，肝木气势盈亏可调节心经气机。肺经病时，可做脾土盛衰病死观想。因土生金，脾土气势状况可调节肺金气机。肾经有病时，做肺金盛衰死亡观想。因金生水，肺金气势强弱可调节肾水气机。无病者，如进行病死观想时，可对自己的五脏六腑最弱部位进行死亡观想，这样反可增强脏腑的气机运转，从而获得良好的练功效应。因此，病死观想功法是治疗疾病、强身的较佳观想功法之一。

暴死观想。人一生中因自然、社会动荡因素，或因时间、机会的交错，有意、无意的伤害，厄运时时潜藏。因而损害硕命之事则不断发生。每个人一生当中都有可能经历无数次的硕命之灾，传说人生中要经过九灾十八难。自然条件的突变，风、雨、雷、电即可突然夺去人的生命。人为的罪恶行径，可造成人的无谓之死，死亡时情状惨烈，痛苦万状。练功中经常做暴死观想，可生萌慈善之心。同时亦可常常生避免暴死的预感之念，因而能人为地避免突发的事件。在每晚静坐之时，将一天中自己所有的行动回忆一遍。将印象最深、影响较大的事物深入细致地进行观想，想到各方面因素引致暴死。同时观想暴死时顷刻感受和状态。长久行练此功法，可使形体和意念分离，似乎感到自己从暴死尸体中分离出来，旁观碰上自己的尸体之情状。这种练功法有超乎身体感觉能力，因而久练之后多有预感能力。此种功法适宜于身强、体壮、五脏气机平和协调的人练习。常用功观想自身遭到剧烈的损害，能形成体内的生理防御调整反应，对生理机能有进一步的加强作用。

功效作用：

死亡观想，能使修习者身体气机获得新的生机。但在练习中要特别注意，当练功观想进入气功状态后，感念到惊奇、恐惧、害怕的景象时，千万要心性安定，此时可给予"我在做梦"或"我在练功"的暗示，避免生理功能过大变化而不能逆转。同时还要注意不要将死亡感受的景象长久地停滞下去。当在最难受之时，意念从躯体中分离出来，成为旁观者，此时一切痛苦难受全部消除，仅感觉自身轻飘，洒脱自然、舒适。然后，再回到躯体之中，身形与神意重合。此时有沉重之感，全身无任何痛苦和难受。练功的过程中，不必恐惧或害怕，也不要贪求舒适轻飘感。要随练功过程顺其自然，好似自己在做梦一般。这种功法宜睡前练习。开始时，死亡观想过程只做一遍。练得纯熟自然之后，可多次反复进行练习。初练时每次大约 30 分钟，以后时间可任意延长，或用此法替代睡眠。

（五）坏烂观想

人体，有皮肉、血液、骨骼，但在出生之前一无所有。死亡之后，有形的躯体经过一段时间，同样也会坏烂、腐臭，最后也无形于世。由此来说，人生精化是气机运化。气聚即生，气运化则长，气衰减则退，气消散则亡。保持气聚不散，运转自如，使形体的变化不致影响生气清纯与集聚，这就是坏烂观想练习的目的。

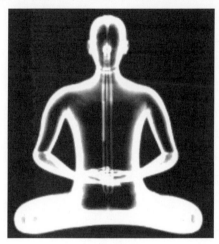

坏烂观想

练功姿势：

取双腿盘坐式，手结成降魔印为主要练习方式，或也可采用自然坐式。

呼吸方式：

呼吸时，以多呼少入，排出邪杂之气。甚至呼气3~5次后屏停呼吸1次。气息要均匀细长，不使过多地吸气而生热。

意念观想：

姿势安定，呼吸匀顺，神思清淡之后，观想自己的形体死亡后成为无神气的躯壳。开初肌肤鲜红，逐渐全身僵硬，肌肤青紫，肌肉发泡、肿胀，继后皮肉坏烂，筋肉纹理不清，五脏六腑裸露溃烂，肌肉脏腑坏死，坏烂的血肉中，蛆虫满布钻齿腐臭之物。之后食尽血食后的蛆虫化蛾而飞，仅剩一具白骨。这种观想法治疗疾病功效较佳。如果是病在头，先从头观想，坏变自头而渐往下行。如果病在下者，则宜从足下观想，足腿肌肤变坏后慢慢向上。如果脏腑有病，心肺与头有不适症者，自上而下观想。肾、膀胱，应从下而上观想。如果是肝、脾、肠、胃、胆有病者，可从腹中开始，向上下发展观想。如是病患者练此功法可不拘时间。病重者，上午和下午各练 1 次，1 次观想约 30 分钟。如果是病情较轻，仅于晚间睡前行功 1 次即可。

功效作用：

自身已见持重者，通过观想形体坏烂，可知自己终究也成白骨。虽有美好的面颜，壮实的肌肤，也不过为蚁、蛆、蛾而食。听不到异己之声，自满，自是情状会自然消除。观所钟爱之人，虽情怀如山，最终也会变成白骨一堆，朽烂之肉一团。任何恩爱情感都如一朝雨露，终将消失殆尽。还有所恨之人，哪怕恨深如海，彼此间也终将成为白骨。人生交往，终成过往之客，也不能久长于世。而只有神气聚集可以清新、久往。常持此观想，练功则心情清净，贪欲消除，情怀中平柔和。对人则常有仁慈之心，对事常能友善处理。虽然是存坏烂的观想练功，实则是去邪存直，起强身健体、安和心身的作用。

（六）白骨还生观想

白骨还生观想，可作为前面的进一步的练功深化。

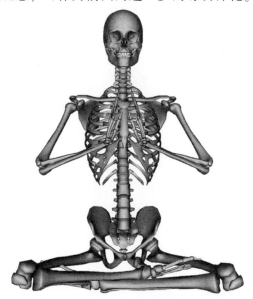

白骨还生观想

133

练功姿势：

取双腿盘坐式，手结成降魔印为主要练习方式。也可采用自然坐式。

呼吸方式：

呼吸时，以多呼少入，排出邪杂之气。甚至呼气 3~5 次后屏停呼吸 1 次。气息均为细长，不使过多的吸气而生热。

意念观想：

观想自身死亡之后，躯体完全腐烂，骨骼由黑色转化为白色。一切杂思邪念全皆消除，观想中只有白骨。随后身体骨节逐一都渐显白光，直至全身骨骼晶莹透亮，如洁玉一般。接着骨之中心显现发光的红线，将全身联络贯通，红线逐渐膨大长粗，在红线生出红色流动之光，同时光明外射，渐渐笼罩全身。光随之逐渐加强，初时透照身体上下，其体晶莹透彻。继后光渐增长扩展，至充满室宇，然后光团扩展至无限之地。光亮达极高程度时，即到还生状态。此时，身体壮实，心胸坦荡舒适，无狭隘之见，不求身心解脱，而自然解脱。

功效作用：

这种观想功法特别适合骨骼有疾病者练习。骨之病在哪个部位，就先观想哪个部位的骨骼，自黑而白，由白而生光，由光而生红线，由红线而化光团，骨病自然消退。如骨无病者，练此功法有增强骨力的作用。

以上介绍的几种功法，是化实为虚之法，即将实体存在状态，通过观想练功，达到虚、无的境地，换言之，就是将实体化解的阶段。白骨还生观想法，通过观想，由虚无状态生出新的生机、气运，达到合聚的阶段。这些练习步骤都是调节身心，平衡阴阳，治病疗疾的功法。所述这些练法，前后连接紧密，一种功法练习掌握较好的程度时，能自然转换进入另一种功法程序。若是一成不变的情况，极其少有。在练功中境观变化后，要顺其自然，不可勉强造作，更不可产生其他邪杂之念，以免影响练功的效果。

进入到白骨还生观想过程中，可能常会出现心神散乱，使境观不清的情况。此时如心神散乱，产生其他境象时，要暂停观想，而注心力于双脚脚心，使神气自下而上，观象明显。如心力不足时，皆有沉感，气机不足，观境多模糊不清。此时要注心力于眉间，使神气自上而下，境观明显。如是头有疾病，可观注于足。下体有病，则观注于头。初修此功者，或用脑力较多者，较宜由脚下观起，由下而上，逐步深入。

到这一步程序观想最难处是皆沉散成，神思不能归一。这时就要从坐立姿势找原因，如神思散乱者，多是坐姿紧张，强制盘腿，过度伸展，筋肉不松，气机耗损造成的。这就要使身体放松，调整姿势，身体略前俯。练功时目不可过张，不可在光亮处练功，避免坐处温度过高的地方。如果在练功中出现昏沉迷蒙的境态，不能进入正常境态时，多是气机行运不畅所致。这时要针对气机不振去调整。如练功时略张目，可换坐于光线稍强之处，或吸气稍长、稍深即可矫正。如是心神散乱时，观想可以先从胸腹之中开始，使精力内收。昏睡时深吸气配合屏息注心力于头。如是心神之气适中，可从脊椎骨下端开始观想，此处通行气道，有利于气机的增长。

（七）新生观想

新生观想，化虚为实。在练功意识中消除原有的沉重疲惫躯体，化生成为有旺盛活力，气机流畅，与宇宙自然同步运转的新生躯体。

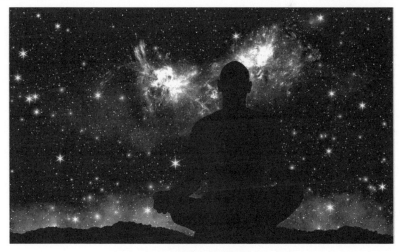

与宇宙同步运转观想

练功姿势：

取双腿盘坐式，手结成降魔印为主要练习方式，也可采用自然坐式。

呼吸方式：

练功中，呼吸要细匀深长，无声无息，同时多入少出。自然呼吸 3~5 次之后，可停屏呼吸 10 秒左右时间。

意念观想：

观想自己置身白骨之中，长出红线，红线流转放射出光芒。光芒由外向骨骼中回收聚集。光团集中，然后光色由淡而浓，由弱而强。五色之光，红、黄、白、绿、黑汇集流动在上、中、下三部，并渐渐形成筋肉、经络、血脉、脏腑、毛发，成为新型的少年之体。练功中观想此身，呈现勇健活跃、欣欣向荣、充满活力的境象，以及观想此身躯参与各项活动的声、色、姿态特殊反应和活动中的超凡能力。

功效作用：

这种观想功法，可在每天早晚进行。在晨时，坐于席上练习效果较佳。此观想之功有去旧生新、延年益寿的功效，并通过大脑活动方式的更新，引起生理机能的改善。人体的机能更新不易，但通过神气的锻炼，中枢活动方式变化后，身体机能自会随之发生改变。练习此功法坚持数年，可使已定然身心，面目一新。

以上所有的观想功法，都是使身心变化、除旧生新的观想法，多有强身健体、治病疗疾的功效作用。下面的观想法，则使人具有特殊能力，由虚化实的化生静坐练功之法。

（八）月轮观想

月轮观想，即练功中观想月轮达到健身强体的功法。

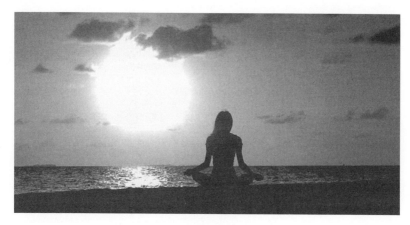

月轮观想

练功姿势：

取半跏趺坐姿、跏趺坐姿或自然跏趺坐姿均可，端正安坐，定净心意，进入空净境界。

呼吸方式：

练功中，呼吸平稳匀静，留意呼吸出入之声，心中默数呼吸数字；心神专注，气机稳定。

意念观想：

进入练功状态，观想自身自上而下感触消失，似乎身体也渐渐消失；全身化作光团，光团皓洁光亮，且渐渐愈加明显起来。然后光团轻飘升腾，慢慢地和天空中皓月融为一体，光团与皓月再缓缓下降，降至静坐之处。按此方法反复升降数遍之后，再观想光团由月中分离下降，回复至静坐处。感念身躯知觉自上而下恢复，待感念到全身知觉恢复之后，即可收功。练功后可用双手自头颈搓揉，经颈、胸、腰、腹和四肢各部，直至有温热舒适感为度。

功效作用：

练习此功法要在明月之夜进行，并选择空气清新之地。观想中自身的光团形成，与月轮之光合和、分离，都要自然舒适，不要急于求成。月光之气为阴中阳气，人生之气也为阴中阳气。因此，练功可增进人天相应、人天统一的能力，且能以天地之气补益脏腑，使人心性清净，思维开阔，养成浩然正气。

（九）海潮观想

海为聚水之域，潜藏生机，古传说为龙神栖息之所。海辽阔含蓄，无所不包，无所不容。天地之水终归聚于海。而水是纯阴至柔之体，能滋润养育万物，是生命之泉源。人的身心如若大海，肚量宏大，心胸开阔，也展示着生命活力。人心如果常做海潮观想，能涵养情性，蓄藏生机。同时又能调节脏腑气机，特别是能消无名之邪火。

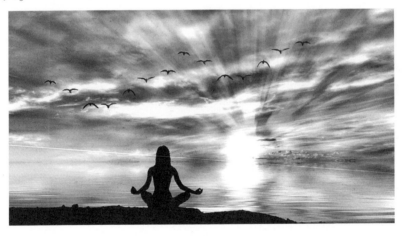

海潮观想

练功姿势：

取半跏趺坐姿、跏趺坐姿或自然跏趺坐姿均可；双手结太极印式，置于双腿根部；端正安坐，定净心意，进入空净境界。

呼吸方式：

练功中，以自然平稳呼吸为主。男子腹式呼吸，女子则以胸腹联合型呼吸。开始呼多吸少，调节心性。心神清淡，呼吸缓慢后，即可进入海潮观想。

意念观想：

开始观想自己端坐在海岸边，意想蔚蓝色的大海一望无涯，微风吹拂，轻浪涟漪，一派柔和景象。接着，海水慢慢向自己座下浸温涌浪。海水由下而上浸没全身。自身似乎化作海水般，随波起落浪荡，自己身心全被融化于海水中，仅存无感触的光团而任其飘荡。即使时有剧烈的海潮起落，身体会产生较大摇动，或可听到剧烈的海潮呼啸；此时不必惊怕什么，此境象会自然地消退。海水温热清凉异常舒适，轻浪摇曳，使人陶醉。观想进入此境象时，不必过分执着，以免迷性着魔。要任其自然，使自己的身心置于似有非有、似无非无、似是而非的状态。

或者观想自己端正坐于海岸，自己的身躯渐渐消失，化作无形之光，其体与宇宙同等，蔚蓝色的大海，慢慢由大而化小，狂躁的浪涛似乎成为不动水面。大海此刻化成杯盆中清液，观想这清澈之水自上而下浸注在肌体之内。自身似乎化作山川河流，四处均有涓涓细流，全身有舒畅和润泽脂滑之感。呼吸时，力求细匀平稳，意念稳定，以防练功中有突然变换。有时观想中会生狂涛冲击之感，自己身体可能会有骤然振动，此时不可在意，随练功自然消退。

功效作用：

观想海潮，其治病效果较佳。如果全身狂躁不安，意烦心乱，失眠少睡者，可用沉浸观想，能消除燥热邪火。如果身体虚弱或肾水不足者，可做海水下注观想，有益于肾气的增强。如果是高血压患者，头昏脑涨，观想自身沉浸海水之中，全身血液似乎与海融合，感念身心化解成海水，广阔、平静，身心感受舒坦。早晚练功 1 小时，可令高血压自然恢复。

（十）花丛观想

外围环境与人的思维状况密切相关，也对人的身心影响很大。人体身心的病态多半与环境条件不适应有关。花丛是美好的象征，是芳草与树丛生命气息最盛时期。常做花丛观想，可以起到调节脏腑气机，使之具有旺盛的活力。

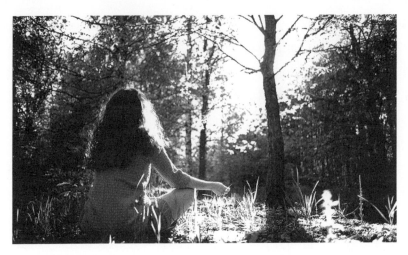

芳草树丛观想

练功姿势：

采用自然坐式，或席地而坐，或坐于凳椅上均可，双手手掌自然向上。

呼吸方式：

采用自然舒适的呼吸方式，先从自然入手，练到一定程度之后，呼吸会变为深匀细长。

意念观想：

全身放松，思想恬静，当自身的感触慢慢消融之后，可观想置身于花丛之中，周围盛开花朵，美艳动人，气息飘香，清澈肺腑。花丛这种自然之境秉性感人心怀。色、香、味俱齐入自身心田。自己自由而下也化作一束花株玉立于花丛之中。

观想春兰。观想中兰花由小而大，由少而多，自身好似与兰花同高，花开朵朵在身旁摇动，幽香扑面，远近全是兰花草丛，一片绿色翠海。练功长久持续置于这种境地，可使修习者心胸开朗，心生喜乐感。肝经有疾病者，多有二气抑郁，心志之气不舒，悲观忿世之感。春兰的形体虽显细弱，但能抗御寒霜，性浓烈，能散发幽香，观想此情景往往能使修习者产生万千感触，气机骤然开启，则肝气自然调顺。

观想荷花。观想夏季荷花，在面前若一湖泊，其中荷花盛开，花、茎、叶，密而不见水面。自己好似被荷花包围着。见荷花繁盛，红、白相间。荷叶卧于水面之中，或摇摆于空间，叶上水珠如珍珠般滚动，形态多姿多彩，清香阵阵，沁人肺腑。观想此境象之时，心生清轻快感，身有清澈凉意，是清暑解烦良法。如有心经疾病者，多心烦意乱，热火上升。荷花端庄而秀美，红白如玉。荷叶广博大度，色绿如碧，藕深藏在淤泥之中，其形虽壮而中空。荷花茎叶、藕根上下一体，盛暑而不枯萎。淤泥污浊却不损自身洁净。燥热之中能透发清香。观其身形，领悟心性，自会生出不呼感触，心气自然豁达开阔，心经也自然通顺。

在此基础上还可以观想菊花、梅花，如此等等。进行花丛观想练功时，应依时节变化和自身身体状况而定。春季练兰花观想，夏季练莲花观想，秋季练菊花观想，冬季练梅花观想等。身体无病强健者亦可用此法观想练功。身体有病时，即依情势而定。诸如，心病、热病者观想荷花；肝胆疾病者观想兰花；肺或呼吸道疾病者观想菊花；肾气不足，体虚者观想梅花。脾胃不佳者，四季中各种境象的均可采用观想练功，唯观想花之色为黄色即可。为治病调理气机，五脏偏衰纠正之后，再按时节观想法行事。每日早晚各练 1 次，1 次行功约 30 分钟。为增加练功效果，有条件者可在练功处设置实物，以使感受加深，如此观想，可使自己心境变化，使身体气息与外界生物之气交流，相互感化，产生气机自我完善的效应。

七、观想的原理和要求

静坐观想开始的阶段，心中的思维头绪甚多，杂念妄想甚至比不静坐之时还要多，这是修习静坐初时必然要经历的一个过程。只要按照一种方法和特定的程序去静坐观想，杂思妄想就会自然减少、平息。因此，修习者千万不可半途而退却，中止静坐观想的练习。

当静坐观想练习有所进展之后，身体内气机趋向统一行运状态时，身体的某一部位会产生跳颤抖动的现象，或感到房屋摇动，这都是身体内气机汇聚流行，与体内邪气相搏，正气驱除邪气的过程。修习者不必生恐怖之心，但也不要因触动现象有舒适之感去刻意追求贪恋这类境象，引起身体气机的紊乱，导致练功出现偏差。

练功的过程中，如身上有冷触或热触之感，有不舒适反应者，这都是静坐过程中身体因长时间固定在一种姿势下筋肉紧张与松弛不均衡而引起的气机壅阻或不足的表现。此时在原坐立姿势下稍做全身左右摇晃、蠕动 3~5 次即可消除冷热不适之感。同时在练功中要加强观境的深度和广度，培养体内宏大的气息运行状态，气势宏大后，各种气机交搏现象即刻消失。

观想的过程中出现奇妙胜境时，往往自己心有喜乐之感，如进入神仙境界般，鲜花耀眼，异香扑鼻，珠光宝气。或观想见到可心的恋人、朋友亲情不舍；此时都要自己警觉，这是幻境的显现，是自身心气所化的景观，不要去执着，或沉迷这景观之中。如果沉迷于此，即把自己的心锁固在自身之内，自身的魔使心神不能超脱，进入着魔之境，可造成身心逆乱、气机走偏的现象。如果练功过程中若见佛像，或见先人上师之像时，应加深虔诚之心，要更加奋发练功，排除干扰，其功效会更加良好殊胜。

练功观想之境中，见可惊可怖之象时，这往往是周围的环境中气息不纯正，或有自然气机交搏的现象，在自身中反应。此时也都不必担惊受怕，观境时想宇宙大空间中，哪怕狂风暴雨，也只是其中的微粒一尘之象。扩展胸怀与宇宙齐观，这些种种恐怖之境就自然平息，恢复常态。

修习静坐与观想时，不可有畏难之心。修习中应经常想这种方法是使自己生命之气得到保护的良好方法，不可舍弃。世间万种事物，流转变化，求生存的各种繁杂活计都要去做，而静坐养生这么简单的维护生机的长寿之计是值得去做的。只要经常练习，把握住它的规律，有了一定效果后，就会渐渐地觉得静坐简单、容易了。同时，要获得更好的修习效果，就要长期坚持练习，要有恒心。持之以恒，10年、20年、30年的练功差异，人的生命气息的状况大不一样，越早练，越得益。当分离或久未见面的同窗发小或友人见面时，大家都感慨不已，二三十年不见，相差悬殊，其实就在于如何修习锻炼修养。静坐，早练早好，常练常好，不练不好。练就是保养自身，因此长期坚持，十分重要。

最初练习静坐观想的时间要短，只要能达到那种特定状态即可，3~5分钟就够了。随着修习的纯熟，时间会自然慢慢延长的。练习时，要心境平静，身体过分不舒适就别强练了。

综合观之，静坐要使身心舒畅，协调一致，只有如此，才能使静坐练功起到气机流行运动的节省化和生理机能的高度效能化。

第四章 静坐修习中的问题

　　静坐修习锻炼的实践中，修习者总会遇到各种各样的问题，要求指导人员帮助解决，这都是正常的现象，也是静坐气功的特点所决定的。出现的各种各样的问题中，有的是可以通过练功的深入，修习者会自己弄懂、弄通和掌握的。但有些问题，则需要指导人员做耐心细致的深入了解，弄清问题的实质，去做有效的解释或具体的指导。

　　静坐修习中的有关问题虽各种各样，但总的归纳起来多为姿势、呼吸、用意、放松、入静、杂念、感觉、偏差及安排方面的问题。

第一节 修习中的姿势

　　静坐中常用的姿势是以坐、卧、站式为主，行式以辅助。它们各有自己的特点和效用，要能根据具体情况予以选择加以运用。

一、姿势的选择和运用

　　静坐姿势的选择和运用，除了壮健者，要从修习者的病情、体质、练功情况的实际出发，既不能放任自流，也不能忽视其细节。具体来说，练功姿势的选择和运用，多从以下几方面来决定。

　　（一）结合实际病情

　　不同的疾病，可以选用不同的姿势。诸如有溃疡病、胃下垂等脾胃病，其脘腹症状明显的，要采用卧式和坐式练习。卧式对弛缓腹部的紧张，减少疼痛较为适宜。有高血压、青光眼、神经衰弱病患，其属于上实下虚、肝阳上亢等头部症状明显的，要以站式为主，这样选择是采取通过下部的紧张来引导头部的气血下行，有助于紧张状态得到缓解。内脏下垂，气血两亏，体质虚弱者，要以卧式为主练习。

由于病患者的病情是多样化的，有的可能合并有其他病症，诸如胃下垂合并神经衰弱，则可按实际的病情，在一功中采取两种姿势交替调配的方法，如采用坐式、卧式、站式都做；也可以在一天几功中调配，如在早晨起来感到脘腹不胀时做站式，来改善头部的症状，在距饭后时间不远的一种功，可以采用卧式进行，而饭前的一种功，又可以采用坐式等法。

中医学认为"同病异治，异病同治"，同一种疾病所采取的姿势，可以相同，也可以不相同。而不同的病，往往可采取同样的姿势。因此，具体的病情要根据实际情况来具体安排。

（二）结合实际体质

体质壮实的人可以一开始就以坐式为主。如果有头部症状的，就应以站式进行练习。或当有病患的体力不支，或年老力衰者，最好先采用卧式。在其体力逐步好转的基础上，再转为坐式、站式。

（三）结合意念部位

练功中，选择适当的姿势，可以帮助修习者把注意力集中在身体的某一部位。根据实践经验，通常站式易于把意念集中在涌泉，平卧式易于集中在脐中、涌泉、大敦，侧卧式和平坐式易于集中在脐中，靠坐式易于集中在命门部位。

（四）结合练功阶段

除了体质壮实者，有病患者练功初期，对练功尚有些不习惯，为了使修习者易于体会放松，可采用卧式为主，结合靠坐。在进行腹式呼吸锻炼时，为便于形成腹式呼吸，可先以侧卧式为主，结合平坐，并以平坐为主练习。如果练功一个阶段以后，为易于结合日常生活，可以平坐或站式为主练习。

（五）结合练功习惯

为了使修习者迅速适应和掌握姿势，可参考自己平日的习惯姿势练习，诸如有的人喜欢侧卧，有的人喜欢搁脚靠坐，有的人喜欢坐或散步。因此，均可在不影响练功要求的情况下，适当地考虑个人的习惯进行指导练习。

（六）结合早晚情况

早晨与晚上，在一天生活中有不同的要求。早晨是一天的开始，晚上是一天的结束，因此在姿势选择上，也要有所区别。早晨应先活动一下筋骨，而后在室外做站式，更易清醒头脑。晚上入睡前，一般多采取卧式，既练了功，又培养了睡眠的情绪，功后即可任之睡去。

二、姿势的具体选用

静坐练功，如果在一定时间内，采取一个比较固定的姿势来练功，在初期往往会因不习惯而形成一些疲劳，因此姿势的具体选用是有必要的。

侧卧式时常采用右侧卧式。侧卧式，可以采用左侧卧，也可以采用右侧卧，但通常多采用右侧卧式。因为，人的心脏位于胸部的左侧，左侧卧可能会压迫心脏，使心脏血流量受到了限制，使全身循环量减少，易使身体产生麻木感。右侧卧位正顺着胃肠蠕动的方向，而使胃排空快，易于增进食欲。当然这也不是绝对的，有的人左侧卧毫不影响练功，甚至就以左侧卧为主练功姿势。

练功中可以变换姿势。静坐练功中无论何种姿势的维持，都要使身体某部分肌群处于一定的相对紧张状态，因此，时间久了，就易出现某种疲劳现象。这在初练功时，更易反映出来，久练者也偶尔会出现这种现象。所以，除适当坚持外，在一功中是可以变换姿势练功的。

第二节　修习中的呼吸

练功中，呼吸锻炼掌握得好，就有利于整个静坐过程的进行，以及疾病的迅速好转和恢复。如果运用得不好，较容易出现一些副作用，影响到肌体的抗病能力，以及练功的正常进行。

一、不能盲目追求呼吸的形式和方法

静坐的各种呼吸形式和方法，都是为了适应修习者的不同体质、不同疾病情况的治疗需要。因此，修习者必须根据静坐指导人员的指示，从自己的病情、体质、当前的具体情况出发，选择适当的呼吸方法。如果盲目地追求某种对自己体质和病情不相应的呼吸形式和方法，这对练习静坐是有害无益的。

二、以平常之心对待呼吸

静坐练功中，无论选用哪一种呼吸方法，都应该以平常之心对待，从形体放松、情绪安宁入手。形体放松了，情绪安宁了，肌体的新陈代谢处于一种平稳状态，呼吸亦会自然平静下来了，而渐趋于有规律的缓慢状态。以平常之心，自然调和的呼吸，正是进一步锻炼呼吸的基础，它同时又有利于松和静。相反，如果精神不宁，形体不松，一开始就追求某些呼吸的形式，既达不到要求，反使心情烦躁，导致呼吸的粗乱，也容易出现副作用。

三、深长的腹式呼吸是练出来的

深长的腹式呼吸是在逐步锻炼、循序渐进的基础上，并通过一些有效手段的结合而形成的，绝不是单凭主观愿望做出来的。在练功中说的意守脐中，易于形成腹式呼吸；形体放松也易于形成腹式呼吸，都是较好的经验。通常卧式使腹肌容易松弛，有利于腹式呼吸的形成；站式则使下腹部较紧张，对于腹式逆呼吸的形成有较好的帮助。

四、随息式各法是临时手段

呼吸锻炼中的随息、数息、听息、观息等方法，除了帮助情绪安宁，易于入静之外，亦有利于练功呼吸的形成，并容易使呼吸形成规律性。但这些都是临时手段，掌握得好，在达到预期要求之后，就应放掉。如果作为一功中主要呼吸方法而抓住不放，反而会变成入静的障碍，陷呼吸于紧张中。

五、停闭式呼吸不宜在初期练功用

停闭式呼吸法，无论是呼停或吸停的形式，在练功初期都不宜随便应用，必须经过一个时期的锻炼，在形成深长的腹式呼吸之后再选择采用，采用时停闭时间不宜太长。如果在练功的初期就练停闭，或停闭太长的呼吸形式，会引起气机拥塞，以致胸闷、胸胁不适，甚至疼痛、头晕的副作用。

六、气沉丹田是呼吸的体会

静坐锻炼中常常提到"气沉丹田"的问题。有的认为是吸一口气，送到腹部丹田里，就是气沉丹田。通常进行呼吸可以利用口鼻，但吸入的空气，只能达到肺部，在肺里进行氧、碳气体的交换，是不可能达到腹部的。而气沉丹田，只是用意识引导呼吸，似乎有徐徐送入腹部脐下的感觉。因此，它只是呼吸配合意识上的想象力，实际上是深长的吸气，配合着意想而已。由于深长的呼吸，必然会迫使横膈下沉，所以产生了气体下沉的感觉。一般所说的气沉丹田，即是指此。正如在《古今医统大全》中所述的："呼吸要绵绵，深入丹田"即是此意。

腹式呼吸时，可使横膈最大限度地上升、下降。腹式呼吸起伏明显，缓慢时，横膈的活动度也大，随之肺部的活动度也增大，肺活量同时也大，肺气得到增强。这因为横膈每下降 1 厘米，胸腔容积就能增大 250~300 毫升，所以吸入的空气就多，更可以缓慢地呼出，这就是平时所说的中气足的意思。演员和歌唱家等掌握了这一方法，在演唱时就能够悠悠然地拖长唱腔，并能够把歌声传送得很远，就是平时所说的用丹田之气唱的。

第三节　修习中的用意

静坐锻炼中的用意问题，主要是如何调和定心，使浮、沉、宽、急得之所，即如何处理静坐练功中出现的这些情况，以及如何运用意念。

一、用意的四种病态

浮、沉、宽、急是练功中出现的四种病态现象，其情况和解决办法如下：

浮——杂念纷纷，心好飘动，身也不安。这时应该安心向下，注意脐中，制止乱念，意即安定。

沉——脑中昏暗，无所记着，头易低垂。这时应该注意鼻端，使注意力集中起来，不要分散。

宽——心志散漫，形态萎靡，或口中涎流。这时应该检验身体，调整姿势，提起注意，集中一处。

急——摄意用念，有时太急，或发生头涨胸紧。这时应该宽放其意，放松身体，意想气往下流，便能消失。

二、内视、存想和观想

内视、存想和观想，这三种用意方法基本相似，但也有区别。当然，有人会问还有冥想呢？冥想主要在瑜伽中运用，其与此基本相似，只是不懂东方哲学思想或东方静坐中的具体操作的另一种称呼或说法，在此不作争论。

内视，也称为存视或反观内照。其就是含闭双目，观窥躯体的某一部位。古代的练家认为人身皆阴，唯双目属阳，用双目内视能推动体内脏腑和气血的活跃。这或可能就是内视能给予人体部位的刺激而产生兴奋的某种作用。

存想，也是闭目内视，但内视的对象都是想象出来的，这是其与内视的不同之处。存想，是在《天隐子》中提出的。

观想，有称禅观，是佛教密宗方法。《备急千急要方》中也提及此方法。它是一套幻想方法，且把外界环境与内在身体结合起来，具体内容在前面章节中已介绍。

三、存神和凝神

在杂念排除、思想宁静的情况下，把意放在身体内外的某一部位，称之为存神。神即指意念。凝神也是指杂念排除、思想宁静、而后把意放在身体内部，一般只是在丹田部位，所谓凝神入气穴，即指此意。但存神，既可把意放在体内部位，也可以注意体外。注意体外的，俗称为"采外景"。这就是两者的不同之处。如果就思想宁静来说，凝神似乎更胜一筹。

古代的练家认为，练功中的精、气、神，都是要练先天的。就练神来说，要练先天的元神，其就是在思想自然安静的基础上，把神轻轻放在某处，如所述的存神、凝神才是练元神，才有效果。那些排除杂念，甚或意守的，都是加上了主观的东西，因此只是练后天之神，所起的效果小。实际上在练功时没有做这种区分的必要。因为这两者都是相互促进的，只有在杂念排除、思想宁静、意守部位的基础上，才会出现存神、凝神的状态。

四、着意、着想和执着

着意、着想和执着，是静坐或其他养生气功用意时要避免的三种倾向。练功中，在用意的掌握上，最重要的一条是要轻，而着意、着想、执着正是用意重的表现。如在注意部位时，要求意守部位的时间长，被意守的部位很明确，还刻意要想意守的部位，这就是着意，或称为着想。着想有时只是存想、观想的过甚而言。执着是说在练功中片面强调、有意追求某种现象，有时也是着意、着想的总称。此三者，都可能引起前额发紧、头部不适或胀痛等副作用现象。

练功时的用意，要求若有意，若无意，勿忘勿助，似守非守，用意不用力。如果用意太过就是"力"。着意、着想、执着其实就是用力。"意"和"力"之间如何掌握，要在练功中多多体会其意。对于初练功者而言，对要注意的部位刚刚想到就跑掉了，或想的部位比较模糊，或着想的时间很短，这都是正常的。

五、默念字句诱导

从练意上来说，默念字句可以诱导思想专一，杂念融化，也可以减少练功时产生的睡意。练功中默念经过选择的字句，诸如"松静"两字，可以暗示诱导身体放松，思想安静；或默念"身体健康"，此也包含诱导意义在内。

根据练功观察来看，默念的字句不宜过长，太长则会使用意太过而导致头涨头痛；或因默念字句都与呼吸配合，字句太长，也有可能拉长呼或吸，而致胸闷心跳，呼吸滞塞或促迫，心情烦躁的情况。因此，默念的字句长度要合理恰当。

第四节　修习中的放松

松和放松，是静坐锻炼的核心内容之一，这个基本要求在整个练功过程中贯彻始终，且它本身就是一种积极的锻炼。

一、松和放松的认识

"松"，是指不紧。凡物虚而不实，或宽而不急都是松。因此，松是一种不紧张的状态。从静坐或其他养生气功以及练武上来说，是练功中的一种体会，不能将其理解为松垮或松散。

"放松"，是一种要求，这是对已经紧、实的情况来说的。练习静坐，特别是有病患者在练功中会因各种情况呈现紧张的状态。因此，在练功中就要用放松去解除这些紧张状态，而这些紧张状态被解除的体会就是"松"。所以，"放松"也是进行静坐锻炼中的基本要求。

二、强调放松的原因

静坐中强调放松，这是古代各种有关导引、吐纳中从未正面提及的，都是近几十年来才逐渐被重视起来的。放松是静坐的基础功法，也是整个练功过程中，都必须时刻遵循的原则之一。这一重要的事实和观点，经过多年的实践已被静坐或养生气功或瑜伽或武术内功等各方所接受。

　　静坐所治疗的，大都是属于中医所说的"内伤病"，即由于七情——喜、怒、忧、思、悲、恐、惊所致的。当这些情志的活动，超越了人正常生理活动的范围，诸如长期受某种因素的刺激，或突然受到剧烈的精神创伤，都足以呈现紧张状态，而使体内的阴阳、气血、脏腑的功能失调致病。早在《素问》阴阳应象大论中就已指出七情，怒伤肝，喜伤心，思伤脾，忧伤肺，恐伤肾。由于七情和气血的密切关系，怒则气上，喜则气缓，悲则气消，恐则气下，惊则气乱，思则气结。因为人是一个整体，内脏又互相影响，特别是对其他脏腑的影响更甚。也由于七情与阴阳的密切关系，可以形成阴阳偏亢的情况。例如，因怒伤肝，同时气与血并走于上，而出现肝阳偏亢的一系列症状都是此类表现等。这些情况都足以说明了七情的变化，以致身体的紧、松不平衡，造成了有余、太过。因此，放松的要求练法对以上这些原因所造成的高血压、溃疡病、神经衰弱等，都有显著的效果。

　　从静坐练功上来说，只有放松掌握得好，其他功法才能练得好、掌握得好。就放松和入静的关系来说，松才能静，易松则易静。放松与姿势的关系来说，放松的姿势才是最能持久的姿势。以放松与呼吸的关系来说，只有松才能避免使气则竭、并气则伤的弊病。以放松与用意的关系来说，只有松才能避着意、着想、执着等倾向。放松与杂念的关系来说，只有在放松的状态下，才能不对杂念厌恶，并易于驱散杂念。以放松与内气运行的关系来说，只有放松，才能避免武火烹练过甚所造成的走火偏差。以放松与外动的关系来说，放松了身体，是不会轻易外动不已的。

　　这里仅是举其大要说明放松在静功中的重要性。因此"松静自然"是静坐要领中的纲，而松又居其首，其包含的深刻的意义是不言而喻的。总之，放松是一种用意的、积极的锻炼，意不是随便的放松。

三、对放松的体会

对静坐练功中放松的体会不能绝对化。通常来说，在练功中感到人体如像拉丝棉般地松开来，手脚温热，暖气四达，或肌肉微微跳动；身体轻飘飘的，手脚不知去向；懒洋洋地舒服愉快，有时像飘荡在水面上；身体各部位已无紧张、紧迫的感觉；手足感到较安详，头部较轻松等，都是"放松"的各种体会。

静坐练功中，可以把"放松"分为三层来体会：

松弛——练功中感到手足摆得很安详，头部感觉轻松，全身没有一处感觉不到舒适。

松开——进一步放松到身体的哪一个部位，便感觉到那一部位的肌肉好像在松开，骨头像只剩副骨架子般，肌肉很安稳地放在骨架子上；全身的血流循环上下，似乎可以感觉到在静静地流着。

松净——再进一步，全身如同融化似的，完全没有了什么拘束，悠悠自在，杂念全无，感觉有一种说不出来的爽快和安静之感。

对各种放松的体会，随着练功要有一个过程。一般在通过一段时间的放松锻炼，都会有不同的放松的感觉出现。因此，不必去追求或主观地去要求。

四、体会不到放松的原因

静坐练习中，有少数的修习者反应体会不到放松，而体会不到放松的原因，多是以下几方面：

1. 练习时，情绪不稳定，未准备好练功，特别是练功前其他活动太多，导致练功中有较多的杂念，影响到了放松的进行。

2. 练习时，片面刻意追求放松的感觉，以致反而形成紧张的状态。

3. 练习时，身体局部有病患，诸如高血压、神经衰弱的头部，肠胃病的腹部，哮喘的胸部，关节炎的关节，青光眼的眼睛，肝病的肝区等部位，都不易放松。

4. 练习时，采取的姿势部位，如仰卧的后脑、背部、臀部，靠坐的背部、臀部，平坐的下肢等部位，都不易体会到放松。

五、不能放松的解决

静坐练功时，体会不到放松，要在思想上明确：

1. 静坐功夫要有锻炼积累的过程，通过一段时间的坚持，自然能够逐渐有所体会。练功要顺其自然，不能执着地硬要在一功中求得某种放松。

2. 放松是手段，不是目的。练功中局部的放而不松，往往是病灶的反映，要以整体体会为主，依靠整体放松的力量，去推动、解除局部的紧张。

如果体会不到放松，除针对原因之外，可采取以下措施：

1. 对于某些不松的身体部位，在静坐前的准备中，多做些自我按摩、拍击等方法。诸如头部放而不松的先做拍头、摩额，胸腹放而不松的先做摩腹，腰部放而不松的先做擦腰，肝区放而不松的先做摩肋嘘气，如此等等。

2. 练功中，要采取在呼气时默想该部位"放松"，也可用手轻轻按在放而不松的部位进行放松。

六、放松中的注意要求

放松时，要注意避免反而出现的紧张现象。例如有时用意过重，硬要注意放松到细小部位，或硬要在止息点延长止息时间等，都可能造成头部眉间发胀的副作用。如果出现此类情况，可采取以下几方面来解除：

1. 只进行整体的放松。

2. 轻轻睁开双目，张口缓缓呼气。

3. 轻轻做拍头、摩额或按摩头部的一些部位。

4. 运转双目。

5. 意守大脚趾处。

第五节　修习中的入静

入静，是静坐修习锻炼的重要内容之一。认识入静和达到入静等问题，是修习者迫切关心的问题，也是静坐指导人员经常遇到的问题。

一、入静的认识

入静，是在静坐的锻炼过程中，在意念集中锻炼的基础上，而出现的一种修习者在清醒状态下，又与外界中断联络的，高度安静、轻松舒适的状态。处于这时的状态表现为面部及其他肌肉无紧张的松弛现象，其呼吸表现平稳轻缓，大脑皮层处在主动的、积极的自我抑制状态，此就有利于调节自主神经的功能，也有助于调谐和恢复大脑与内脏间的正常功能，并对外界有害刺激产生保护的作用。中医学也认为入静正是人体内在抗病力量的真气，集积增强的之时。因此在《素问·上古天真论》中指出"恬淡虚无，真气从之"，在《生气通天论》中说："清静则肉腠闭拒，虽有大风苛毒，勿之能害。"

进入入静时，由于大脑皮层并不是抑制到完全静止，它既不同于正常的清醒状态，也不同于入睡，它是一种特殊的状态。它不可能是万念俱息，寂然无物；也不可能是熟睡的痴定。因为它还保持着练功的意念。对修习者来说，如果练功的意念都没有了，就会像船只失去了它的舵，以致在恍惚的情况下出现了偏差，这是练功中必须要注意到的问题。

二、入静的程度

入静，是在静坐练功的掌握、练功的质量都比较好的情况下出现的，因此是通过练功实践得来的。换言之，入静是在有意识的锻炼中，在无意的情况下形成而出现的。由于每个修习者的练功情况不同，每一功的情况也不全部相似，所以入静就会有高低、深浅之分，它本身往往又是一种练功体会。下面以初、中、高三级来描述入静不同程度的大致轮廓。

初级入静。静坐姿势自然舒适，呼吸柔和，思想上的各种杂念相对减少，或者即使起了念头也能很快地排除。在此种练功过程中，有 1 或 2 次的短时间内感到杂念不起、安静舒适的状态，这就是初级入静。

中级入静。其是在初级入静的基础上，对外界的声音干扰闻如不闻，身体轻松，用意自如，呼吸绵绵，期间轻、重、暖、痒等舒适感觉时有出现，这就是中级入静。

高级入静。其是在中级入静的基础上，外界干扰已不起反应，呼吸绵绵深长，若有若无，用意自如，若存若亡，感觉深化，整个身体状如虚架，轻松漂浮；头脑清晰愉快。静坐练功之后如同才经沐浴感觉，心情舒畅，精神饱满，这就是高级入静状态。

当然，这些入静的状态在每一功中不是都能够出现的，有时会偶尔出现，有时会常常来临，有时会交替反复。因此，它也不可能完全如笔墨或语言描述的那样线条明晰，还需要修习者在练功中多加体会实践。

三、入静的注意问题

练功入静时要注意的主要问题，就是避免刻意追求。因为刻意追求本身就是一种意识活动，是一种兴奋状态，其必然会影响入静的出现与持续。在入静过程中，如果自己被感觉所吸引，被舒服所吸引，而企求入静能持续进行下去，这样必然反会中断原来的入静状态。因为原来入静的抑制状态，被新建立的企求兴奋灶所排挤、破坏而弄巧成拙。修习时应该自然地保存原来的状态，在不企求的情况下，反可能达到预想的目的。

四、与入静有关的问题

入静与以下几个方面的问题，有直接或间接的关系，这些问题掌握得好，就有利于入静的出现。

准备充分。静坐准备充分就易入静。因为在练功的时候，一般都把注意力集中在工作、学习、生活上，而练功则要求把注意力集中在自己身上，所以要有一个培养练功情绪的过程。时间上要5～10分钟或更多些。如此就可以使练功中杂念减少，易于意守部位，从而达到入静。否则，就暂缓练习。

情绪方面。练功前、练功中精神愉快，情绪乐观，就易于入静。相反，情绪悲观，精神负担重，则难以入静。

外在环境。练功的外在环境安静，就易于入静，这是一个有利的条件。因此练功时能有一个较为安静的环境更好。当然，外界的干扰不可能绝对避免，特别是练功入静的时候，外界的声响很易觉察到。所以，修习者应该锻炼"闹中取静"的功夫。环境对修习者来说，是可以逐渐适应的，只要经过长时间的锻炼就可以在比较不安宁的环境中安静地练好功，达到入静的要求。

健康情况。除壮实者练功，如有疾病的修习者，这些疾病都会在不同的程度上影响入静。诸如，有神经衰弱者头昏头涨等症状；消化系统患者的脘腹疼痛、胀气泛酸等症状。因此，除了注意锻炼技巧的掌握，用适当的措施改善临床症状，对入静也有积极的意义。

练功姿势。练功姿势一定要处在舒适自然的状态，不可违反生活、生理规律，这样做也有助于意念的集中而入静。相反，练功姿势僵直而疲劳，则会影响入静。

呼吸锻炼。呼吸柔和自然时，就易于入静。相反，呼吸急迫粗糙，则不易入静。练功中追求某种呼吸时，也不易入静。但当不易入静时，又可借助数呼吸、听呼吸等方法驱除杂念。

神经类型。不同的神经类型，与入静也有密切关系。人的高级神经类型，大致分为四种：兴奋型、活泼型、安静型和抑制型。在实践中，常发现在同一环境、同一条件、同样方法的人，往往练功入静有很大的差别。这就可能与上述不同的神经类型有关。因此，最好采用不同的诱导方法，帮助修习者入静。通常有神经衰弱者、性格急躁者，不易入静。这就需要通过练功慢慢改造了。

第六节 修习中的杂念

静坐练功时，思想不易集中，各种念头纷起，成为修习者的最大障碍之一。修习者觉得平日妄念不视，但静坐练功时一经摆好姿势，妄念便纷至沓来，心猿意马，不可驭勒，妄念反较平日为多，胡思乱想，宁静不下来。究其原因念头本身是人们的思维活动，它是人脑的特性和产物，是存在的反映，又反作用于存在。至于杂念，其实只是因为它干扰了意念的集中与运用，才成为突出的问题罢了，要在静坐练功中能逐步地排除它。

一、念头的种类

修习静坐，由于练功中出现了念头，而影响了意的集中与运用，也影响了入静的出现。但是在练功中修习者总是有思维活动的，总会产生念头。静坐练功中的念头可分为三种：

正念。静坐思想安宁，能够专心一意地练功，姿势合适舒服，呼吸柔和均匀。正念是入静的前奏，只要掌握得好，就可以渐渐出现高度安静状态。正念又称为真意，即练功的纯正意念。其也称为虚静，就是心中无物，念头不起之意。在《性命圭旨》中也指出："心中无物为虚，念头不起为静。"其也称为黄婆，黄婆即媒介，就是说练功时对增进健康所起的作用，是依靠了正念这个媒介。

杂念。杂念是指静坐练功中出现的一些杂乱念头。这些杂乱的念头，有些是原来工作中、生活中碰到或考虑的问题，有些可能是原来不曾想到，或很久以前想到遇到过的事。因此，静坐练功中有念头、静不下来、思想开小差，都是指此类而言的。

恶念。就是在练功中胡思乱想，想到一些使人气愤、懊丧、恐惧、恼怒之类的事，使人情绪激动，心神不宁，就是恶念。在练功中恶念少见，如有此类情况，一般是要停止练静坐，做些动功或自由活动，渐渐地排除这些念头。

二、杂念的对待

静坐练功时的杂念主要有两种，即一种是练功中东想西想，漫无边际，或刚想到工作，忽又想到文娱，也可能又转到生活问题上来时，如此等等，称之为"散乱"。或者在练功中表现昏昏沉沉，时而惊醒，忽又昏蒙，有时与散乱交替结合，称之为"昏沉"。怎么对待这些杂念，有以下几方面要注意：

1. 练功时思想要明确，在练功中总会不断地有些杂念出现，这都是正常现象，但也不可能要求一功中不出现杂念，当然也不会一功中都是杂念。

2. 练功时情绪乐观，准备做得充分，专心在练功上，杂念就自然会减少。

3. 练功时对待杂念，既不能讨厌，也不能硬压，而是如何在出现时能比较顺利地排除杂念。

4. 练功时杂念出现得比较少，或者出现了就能顺利排除，这也是静的一种体会。否则，求静反不静。因为"求"本身就是一种杂念。

三、杂念的解决方法

静坐练功中出现杂念多时，可临时选用下面的一些方法解决。

1. 数息法。按前面章节中介绍的数息法，待数到思想安定之后，继续原来的练功方法。

2. 外观法。轻轻睁开两眼，注视1米外某一物品，或墙上的图案等，也可轮流着看几样东西，待杂念消除之后，再轻闭双目继续练功。

3. 计数法。睁眼注视某一目的物，数1~10，再闭上眼数1~10，再睁眼、闭眼数，反复进行，可以安静下来。

4. 存想法。把自然景象作为想象的对象，诸如想蔚蓝的天空、美丽的花朵、宜人的景色、绿色的树木等，以代替杂念，待到较安静时再回到练功上来。

5. 目视鼻准法。练功中，用双目轻轻注视鼻尖2~3分钟，要似看非看，避免用力，如眼看似有一层白光即可。

6. 突击法。用手向大腿上突然拍击一下，打断杂念的发展，而后继续练功。此法在以上各法无效时，可采用。

第七节　修习中的感觉

静坐修习中，由于修习者的注意力集中在自己身体的内部，甚至身体的某一部位，这样肌体对外部的联系减少了，相应地提高了对肌体内部的感应性。而静坐练功又是处在一种清醒的状态下进行的，因此，就能出现一些与平时不同内容的自我感觉，或有将这种感觉称为"触动"的。

一、感觉的体验

静坐练功中，身体上的各种感觉，在古籍《童蒙观止》中就有记载痛、痒、冷、暖、轻、重、涩、滑八触，且又有掉、猗、冷、热、浮、沉、坚、软八触之说合其两者又称为十六触。这十六触都是静坐或养生气功中常见到的感觉体验。

根据不同的修习者在静坐练功中的感觉，多有以下三类体验：

第一类，是静坐练功中的某些特殊感觉，诸如有肌肉跳动、热感、轻感、松感、麻感、冷感、痒感、紧感、重感等，这些反应都是局部的。例如肌肉跳动中，都是某部肌肉跳动一下或数下；热感也是如此，多是局部的热感；发冷的部位体验，多为手足部分。这些感觉体验有的是短时间出现，以后就消失了，有的则常有。在练静坐初、中、后期，都可能经常出现。

第二类，是静坐练功后身体内部有了某些生理上的变化，诸如腹鸣、出汗、饥饿感、唾液增加等。有练家称这类感觉为效感，其认为是收到了治病的效果。

第三类，是静坐练功的开始阶段不习惯，或方法掌握得不好时出现的反应，也可能是有病患的修习者本身的症状。诸如头涨、头晕、胸闷、昏沉欲睡、腰酸、气塞、心跳、腹胀、心烦等。

二、感觉的产生和应对态度

静坐练功中所产生的种种感觉原因，必须从考查练功时中枢神经系统的状态入手。首先，练功时从安静到出现入静的境界，这时候大脑皮层进入自我抑制状态，但由于还在注意呼吸、默念字句及意守某部，而使大脑皮层保存某些兴奋的区域，皮层的自我抑制不是扩散到整个大脑皮层。其次，静坐锻炼的过程，是由修习者自己来掌握的，对修习者要求通过意念的集中与运用，进行主动调节，其抑制过程在深度上，也不能达到睡眠状态及较深的催眠下的内抑制状态。因此在练功过程中，皮质活动始终保持由兴奋到抑制间的位相状态。所以练功时大脑皮层既保持在上述状态，对各种末梢感受器的刺激，虽不能像完全觉醒时那般去感知，但可以把本来比较弱小的刺激扩大化去感知，也可以把强烈的刺激当作弱小的兴奋去接受，从而出现各种特殊的感觉。这时有可能外来的微小灰尘落在皮肤上，修习者就会感觉到大片皮肤发痒，甚至感觉像虫子在爬一般。同样内外各感受器所受到的体内微小刺激，都可以传导到相应中枢，并会明显被修习者所感知，这就不难理解练功中出现的热、冷、酸、胀、痒等各种感觉异样。诸如由于放松、意守脐中掌握得好，身体内或四肢血流量增加，而热感突出；意守丹田、腹式呼吸掌握得好，可能在体内内源性吗啡样物质微量增加，而有麻、痒感突出体验；练呼吸，特别是练呼掌握得好，身体内组织可能出现膨胀，有大、重感突出体验。反之，练吸为主掌握得好，小、轻感突出。或可能因某处姿势安置不当，肌肉收缩疲劳而出现酸、冷之感等。静坐气功状态原理研究证明了，练功时意守点皮肤电位的变化，肢体面积的扩大，血管渗透性的增强，血流量增加等，也都联系到这些身体感觉产生的物质基础。

对待静坐的感觉，要持正确的态度，主要有以下三条：

1. 静坐练功中，整体感觉是主要的，诸如安静舒适，轻松愉快，疲劳解除，症状减轻或消失。而身体局部的感觉反应，在练功中都是次要的。

2. 静坐练功中，所出现的一些身体感觉，无论是体内自我调整的生理变化反应，还是某些局部的感觉等，都是自然产生的现象，并不神秘。由于这些身体感觉的产生，大部分是复杂多变的，并没有一定的严格规律，至少在目前的科学水平上还没有完全了解它的规律，因此要采取冷静的态度来对待，不能凭主观愿望加以判断其是好的还是坏的。如果刻意判断其结果，都可能会引起不良的后果。以为好的，就会出现主观上的任意追求；以为坏的，则会产生厌恶恐惧，加以压制。这样就把练功的注意力完全放到了感觉上，这是很不利于练功的。

3. 静坐练功中，当发生了某些感觉之时，不要分散练功的注意力，要任其自然，并继续保持安静，按照经过选择的方法进行锻炼。练功时，不要把感觉作为练功好不好、质量高不高的标准，这样的标准是不对的。

三、感觉的反应处理

静坐中，对于某些因功法掌握得不够好而引起的某种类似症状的反应，可分别采取以下措施进行处理。

1. 头涨。这种感觉多是因情绪紧张，急于求成，以至用意太重而产生的。可做整体的放松来消除。

2. 头痛。因单纯的练功引起的头痛，也是自己用意太重，紧张点完全集中在头所致。因此，日后练功要轻用意，舌抵上腭，可用仰卧式，闭目用意守两大脚趾，同时注意，或轮流注意左右大脚趾均可，约数分钟可消退。

3. 胸闷或胸痛。是由于并气而引起的，可做呵字诀、摩胸呵气、摩肋嘘气，意守足三里解决。

4. 两胁痛。练功中或练功之后，感到两胁有痛感，这是练功时呼吸用力过度而引起的，可以减轻呼吸，进行局部放松，做摩肋嘘气。

5. 腹胀或腹肌酸。是由于练功中有意鼓腹，追求腹式呼吸引起的。可暂停腹式呼吸，做摩腹，意守足三里。

6. 心悸。这是由于呼气太过引起的。可意守涌泉、中冲解决。

7. 腰酸背痛。多是坐的姿势不正确而引起的。练功时，重新检查姿势的正确性，再用双手叉腰等解决。

8. 发冷。这种感觉多是由于体质弱，体内热量不够所致。可以在练功前适当地喝些热水，出现发冷时，改做调鼻息法。

9. 丹田过热。这是因意守丹田时间太长，用意过重引起的，可做整体放松消退。

10. 身体过热。如果是感觉身体过热，并有热气上冲、烦躁之感，这是体内热量过盛。可做注意鼻尖，再注意膻中，再注意脐中，再注意膝部，整体放松消退。

第八节　修习中的偏差

静坐练功的偏差，就是在静坐锻炼过程中，出现了偏离正常的现象，甚至发展到不能自制的地步，造成了精神、身体上的痛苦，影响到生活和工作。这是静坐指导人员必须认真对待并加以重视的问题。偏差的问题，首先是预防，其次是加以纠正。特别是对内气不止、外动不已、走火、入魔四大偏差问题，更要引起警惕。

一、偏差的出现和预防

静坐中会不会出偏差，实事求是地说，一般在练功时不会出现偏差。若有可能出现偏差，问题在于如何预防。根据多位静坐修习者以及长者前辈们的经验讨论，对出现偏差的原因，多是以下几方面：

1. 除体质壮实者，有体质和病情不宜练静坐的，勉强练功，会出偏差。

2. 没有指导人员指导，练功不得法的，会出偏差。

3. 练功过程中，受到了重大的刺激，会出偏差。

4. 急于求成，强求刻意硬练，会出偏差。

5. 产生了幻觉，在练功中出现的问题不能解释或解决，会出偏差。

只是偏差有大有小，有的易于纠正，有的难以纠正。因此，预防为主，胜于事后纠正。对于偏差出现的预防，可分为两个方面：

从修习者本身方面来说：

1. 待指导人员指导研究病情，确立能否练功，以及怎么练功后，再着手操作。

2. 练功过程中整个生活情况、思想情况、练功情况，要让指导人员了解。特别是在出现一些异常的感觉和现象时，要及时和指导人员提出讨论，切不可自作主张盲目练功。

3. 要把自己的各种怀疑，或是听到的和看到的其他练功方法，提出和指导人员进行商议，并取得同意，切不可看到什么都想练或都想试，或追求什么高级功法。

4. 练功中，要掌握练功要领，对特殊感觉不追求、不留恋、不害怕，顺其自然练习。

从指导人员来说：

1. 对不适宜练静坐的人，不进行练功指导。

2. 对练功中产生的感觉和某种情况，不能轻易加以赞赏或夸张，以避免修习者盲目追求。

3. 对修习者的实践，要多加分析，避免教功中的主观主义、教条主义或经验主义。

二、内气不止

静坐锻炼中，修习某个功法到一定时候，身体感觉有一股暖气（有极个别者是凉气）在体内流动运转，通常称此为内气，也有称为热气、热能或热气团的。

（一）内气不止是偏差

内气运转，是道教内丹术中提出来的方法，小周天通任督，大周天通八脉，并认为非此练不成功夫。但对于这种内气运动，历来练家都存在着不同的看法，有的支持，有的反对。

内气运转原有它一定的规律。但是，内气是在身体内运转，全凭主观感觉，其具体过程究属如何，还不能完全地讲清楚；其物质的基础是什么，更缺乏客观资料，这些都还有待于今后观察研究。

有一些修习者在内气运转过程中，出现下面的一些难以处理的问题，如：

1. 练功中，通后三关时，感觉暖气团到了夹脊或玉枕处就似卡住了一般，长时期不上不下，一直难受。

2. 练功时，有的感觉暖气团到了头部，一直盘旋，形成头部如同戴重帽子般的不适，俗称为"气冲头"。

3. 有的好不容易感觉暖气团通了任督，但这种流转的感觉，每当人一静下来就要出现，使人无法摆脱。

4. 有时感觉暖气团离开了任督路线，全身到处流窜，使人痛苦不堪。

5. 练功中随内气的运转，身体也不自主地摇动起来，并从小摇动到大摇动，或者也有若干小时停不下来，产生痛苦。

这些都是内气不止的情况，它有可能会终年累月消除不了。因此，修习者对内气运转锻炼的指导，不可掉以轻心，以免误功。

（二）内气不止的纠正

练功时，发生了内气不止问题时，可采取下面措施进行纠正：

1. 停止练功，消除自身紧张的思想情绪，保持思想意识的外向。

2. 内气不止限于局部者，可对局部进行拍打、自我按摩。而在全身周流者，可用全身拍打法。

3. 选用六字诀进行排除。

4. 配合针灸、推拿解决。

三、外动不已

静坐锻炼过程中，出现身体摇动的现象，通常称为"外动"，也有称为"震动""动象"之名的。由于有些修习者初动时感到舒适，以后动得逐渐剧烈起来了，有的甚至形成了不可控制的状态，个别的还发展成为失去常态，形成了严重的偏差。因此，这些问题一直受静坐修习者的重视。

（一）外动的情况

外动的情况是多样化的，多有以下一些现象：

1. 局部动与全身动。有的只是头部、肩部、两手的摇动；有的只是面部的肌肉抽动；有的可能是整个身体的前后左右摇动或跳动。

2. 偶动与常动。有的在静坐练功中，偶尔摇动一下，随即停止；有的一功中会出现几次摇动；有的整个练功中，全都摇动或晃动。

3. 快动与慢动。有的动作缓慢柔软，有的动作剧烈快速。

4. 乱动与规律动。有的动作杂乱，一会儿这样，一会儿那样地动，不可捉摸；有的有一定的规律性。

5. 小动与大动。有的只是在静坐姿势的基础上，做出各种动作，其范围是小的；有的离开了原来的位置、姿势。

（二）对外动的认识

外动情况大致如上所述，但是不是要动，对这个问题的看法各练家也各有不同。但古代的练家是不主张外动的。有的说，动是必经过程；有的反对这种说法；有的认为个人情况不同，动的好坏不能一概而论，而应根据具体修习者的情况判别。

首先，外动是好是坏，还不能一概而论。因为静坐做到身体运动不由自主的，颇有其人，结果有好的，也有不好的，很难一概而论。

其次，不能有所追求。追求是形成外动偏差的原因。有外动情形的修习者，多是先从书本上或旁听道说中知道，练功中可能产生某些现象或感觉，并误认为这些现象是练功有效与否的标志，促使练功者带着这种有所追求的情绪练功，产生了外动。

因此，外动不已是偏差的原因。

（三）外动不已的纠正

外动不已就会使修习者终日不能宁静下来。其只要一静，这种带有不可控制现象的运动，就自然发生了。一旦形成这种情况，由于大脑皮层的这种特殊的条件反射已经比较牢固了，因此就不是一下子可以解除得了的。有的修习者经过一年半载的纠正，才逐渐有所消除，也有长期带着这个痕迹的。当然，大多数修习者只是动了一个短时期就不敢坚持下去了，因而消除得也比较容易些。或者在练功时采取正确的措施，诸如改变练功姿势，特别是避免双腿盘坐，睁开双眼，注视外界景物，意守不随摇动而转移等，摇动就自然停止了。所以，静坐中真正形成偏差的，只是绝对少数者。

对纠正外动不已的偏差，多从以下几方面进行：

1. 停止练功，消除自身紧张的思想情绪，保持思想意识向外。

2. 试着做整体放松，来解除身体各部分的肌肉紧张状态。

3. 指导人员可配合为外动不已者进行拍打消除。

4. 配合针灸或推拿治疗。

四、走火

火，即练功中的用意，用意来掌握呼吸，就是火候。这里所说的走火，就是指运用强烈的意念、急重的呼吸"烹练"不当而形成的偏差。

（一）走火的原因

古代练家对火候有文火和武火之分。凡用微弱的意念和柔和的呼吸称之为文火。凡用强烈的意念和急重的呼吸称之为武火。武火有发动的作用，文火有温养的作用。这两者在练功中，要灵活应用，交替运用，并贯彻练养相兼的原则。静坐中只知道猛练，只知道发动，必然会引起身体的进一步不平衡，阴平阳秘的局面被打破，以致引起了系列的阳亢的情况，亢则有害，轻则气冲得胸腹胀痛，头涨如箍般，重则内气周身乱窜，或者外动不已，甚至更有癫狂躁乱的异常现象，使得不可收拾。

（二）走火的纠正

有关走火的纠正，在于息火、退火、散火。可从以下几方面进行：

1. 停止静坐练功，注意力外向，多观外景，以息其火。

2. 做六字诀，着重在嘘、呵、呬字诀以散火。

3. 多做搅海咽津，以滋阴降火。

4. 适当做某些动功，活动筋骨等。

5. 针灸或推拿。

6. 用泻剂去其火，凉剂去其热，镇静剂以安心定神等类中西药物配合。

五、入魔

"魔"者，就是静坐练功中产生的幻景。对幻景信以为真，而致神经错乱，躁狂疯癫，甚至有成为精神病患者的，其就是入魔。这类情况是练功中最严重的偏差，也是极少出现的。

（一）入魔的情景

古代练家认为入魔的主要原因，是练己不纯。就是在静坐练功中杂念尚未完全消除的情况下强制入静造成的。而在入静过程中，这种杂念又反映出来，化为各种幻景。因此，幻景基本上是修习者平时看到的、想到的、听到的、期望的内容；也有部分幻景是与修习者的不纯正的思想意识或不正常的欲望有关联的。

有关魔的情景，在明朝伍守阳的《天仙正理》中描述说"或见奇异，或闻奇异，或有可喜事物，或有可惧事物，或有心生妄念……或张妖邪魔力"等。《童蒙观止》中则将魔分为四类：烦恼魔、阴入界魔、死魔、鬼神魔，并列举了一些较为具体的例子说："作顺情境者，或作父母兄弟，诸佛形象端正，男女可爱之境，令人心着；作违情境者，或作虎狼、狮子、罗刹之形，种种可畏之像来怖行人；作非违非顺境者，则平常之事，动乱人心，令失禅定，故名为魔。或作种种好恶之音声，作种种香臭之气，作种种好恶之味，作种种苦乐境界，来触人身，皆是魔事。其相众多，今不具说。"由此可见各种各样的幻景，都是没有物质基础的。

（二）对待魔景的态度

入魔，就是对幻景信以为真而形成的。对待的态度办法，就是逆而行之，置之不信、不理。

在《天仙正理》中引了三段古人的话可以作为参考：《四十九章经》中说"不与群魔竞，来者自返戈""一切境界前，不得起心憎爱""任他千变万化，一心不动，万邪自退"。

《听心斋客问》中也说："凡有所象，皆是虚妄，乃自己识神所化。心若不乱，见如不见，自然消灭，无境可魔也。"

也就是说，练功时见怪不怪，其怪自败，是对付幻境的最好办法。

（三）入魔的纠正

入魔的纠正，可试用下面几种方法：

1. 停止练功，用外部拍打法纠正。

2. 针灸或推拿。

3. 按精神病患者，对症处理。

4. 或用药汤予以救治。

第九节　修习中的安排

静坐锻炼中，不少若干具体问题，诸如时间安排、注意事项等需要解决。

一、时间的安排

1. 如果是在职人员，每天可练功 1 或 2 次。半休人员、退休老人，每天可练功 2 或 3 次。全休人员，每天可练功 3 或 4 次。

2. 在早晨、上午、下午或临睡前、工间休息时，只要在不太饥饱、不最疲劳时，就可安排练功。

3. 每次练静坐 20~40 分钟，可结合几节动功练习。

4. 乘车乘船时安排练功，以思想集中、意不外弛为目的，可以做整体放松、意守丹田等。

二、练功前、中、结束时的安排

（一）练功前

静坐之前，要做好准备工作，以减少练功中的一些杂念的出现，有助于提高练功的质量，使练功能够顺利地进行。通常在静坐前 5~10 分钟进行，如感到太疲劳或心里烦躁时，可暂不练习。

1. 先使情绪安定下来，停止原来的活动和正在思考的问题。

2. 选择周围环境较为安静的地方，应注意避免在练功时有剧烈的声响发生。

3. 修习的场所光线不要太强，以免刺激双目，空气要流通，但也要避免直接吹风。

4. 有病患的，其局部疼痛等临床症状比较明显者，而要影响练功进行的，可先采取一些对症措施。

5. 安排好练功用的卧床或座椅，力求合适。一般以木板床为佳，座椅高低适宜，盘坐时臀部下垫毯子，利于保持躯体端正。

6. 如有必要，可先排除大小便，以免影响练功。

7. 衣领、腰带等束紧在身上的东西要松开，以利身体姿势的放松。

8. 做静坐静功之前，可先做叩齿、搅海、摩腹之类的动作，以助集中思想练功。

（二）练功中

1. 保持情绪安宁，如果感杂念纷纷，无法排除时，可暂停静坐，待安宁后再练，或做些动功，以打断外弛的杂念。

2. 呼吸要柔和，在柔和自然的基础上，逐步再练各种呼吸方法；不要强调呼吸的快慢或次数的多少。

3. 对产生的感觉不要去刻意追求，不要恐惧，对其置之不理，对某些特殊感觉，在练功之后及时向指导人员反映，以求解决。

4. 练功中唾液增多不可吐出，积之较多时，可在口内洗漱几下，分几口咽下。

5. 若感到练功中姿势不合适，可稍动一下身体，调整下姿势再继续练功。

6. 有突然的巨响发生，也不要惊慌，静坐中不要突然起立，要镇静一下然后继续练功。

（三）练功结束时

1. 练功完毕，缓缓地睁开眼睛，轻轻地活动一下肢体，再起身活动。

2. 做静坐功之后，可做些动功，然后散步或走动一下。

三、练功期间的要求

1. 不要急于求成，应循序渐进。如果是有病患者在康复的过程中，要适当地掌握自己的活动量，不能凭兴趣或爱好出发，引起过度的疲劳。即使练功使食欲增进时，也可适当节制。

2. 为了有助于提高练功质量，使练功顺利进行，从而取得良好的功效，必须掌握练功中的一些共同遵循的规律，这在前面章节内容中已介绍过。

3. 掌握好自己的思想情绪，不可生气暴怒，或过度忧思悲伤。如果有问题要妥善解决，不要带着情绪进行练功。

4. 注意气候的寒暖变化，预防感冒或其他病症的出现，以免严重时影响到练功的正常进行。

5. 女性如来月经，可停功数天，或改腹式呼吸为自然呼吸，意守胸部的膻中，以免经期延长，经量增多。

6. 练功之后，可能睡眠时间会有所减少，但精力充沛，能坚持日常工作者，这都是静坐练功收效的表现。如果失眠严重，精神萎靡不振，工作效率降低者，要查明原因，及时处理。

7. 练功期间，要经常取得指导人员的具体指导，这样可以少走弯路，避免某些副作用的发生。

第五章　静坐的应用

静坐的应用，是从治疗溃疡病开始进行的，以后逐步扩大到其他的病种。这些病种包括消化系统、心血管系统、呼吸系统及妇科、眼科疾患等。

本章所介绍的病种，都以临床报道为依据，有些病例较少，不够成熟的，则未被列入。针对本书内容的特点，对病因病机等不再作详细的论述，可参阅相关著述。

第一节　静坐的辨证论治

静坐如果作为一项医疗措施，不是简单的一方一技。因此，在临床应用中，不但要辨病，还要进一步与辨证结合起来，治疗的效果则会更为显著。即使同样的病，由于患病者的病程进展不同、体质情绪的差异、季节环境的变化而出现不同的具体病情。因此，在静坐气功临床应用中，就要强调根据具体情况，进行辨证指导。

本节和后面章节分别介绍静坐的姿势、呼吸、意念及动功四个方面的应用。

姿势的辨证运用

静坐姿势的锻炼，首先要摆好姿势，使肢体调整得自然舒适，有利于放松入静。当然，由于病情的不同，患者的练功姿势宜有所区别。诸如阳亢人（如高血压），气之与血迸走于上，头涨头痛明显，病既偏于上，练功时头就宜高位，往往感到站式或坐式，头脑会感到比较轻松，特别是站式练功使下肢着力，易于引导气血趋于下行，从而使上盛下虚的情况得到改善。又如中气不足，气血下陷病人（如内脏下垂），病患偏于下，往往卧式练功比较舒服。

静坐临床常用姿势的辨证如下：

平坐式——一般人都适用。

靠坐式——适宜初练功或体力较差，兼有阳亢症状者。

仰卧式——适宜中气不足，脾胃虚弱，体质差不耐久坐者。

侧卧式——适宜脾胃虚弱，腹胀不舒，运化不健，吞酸嗳气等症及初练腹式呼吸者。

三接式——适宜体质虚弱，中气下陷的患者。

半卧式——适宜气阴两亏，或兼有阳亢症状，或兼气逆喘咳的患者。

三圆式——适宜心肝火旺，肝阳上亢，头痛头涨明显，体力较强者。

下按式——适宜肝阳上亢，头涨头痛而体力稍差者。

太极步式——适宜初练功或体力差者。

第二节 呼吸的辨证运用

静坐呼吸的锻炼，通常必须掌握在柔和自然的基础上，根据患者病情来选用不同的呼吸方法，有其不同的作用。正如在《王子乔导引法》中所说："以口出气，鼻纳气者名曰补；闭口温气咽之者，名曰泻。"在《养性延命录》中也说："委曲治病，吹以去热，呼以去风，唏以去烦，呵以下气，嘘以散滞，呬以解极。"在临床实践中，有些阳亢旺火病患者，练功时注意呼气，则可感到心胸舒松，头脑清晰。有些是气虚下陷者，注意呼气则可感到头眩心慌，而加强练吸则感到舒松。

静坐临床常用呼吸的辨证如下：

练呼为主——适用于肝阳上亢、胸腹胀满、头涨头痛等患者。

练吸为主——适用于气虚下陷、中气不足、头眩心悸等患者。

自然呼吸——初练者一般都适用。

腹式呼吸——适用于脾胃虚弱、脾肾两亏、木旺克土等患者。

提肛呼吸——适用于脾气下陷、便溏脱肛等患者。

数呼吸——适用于心血不足、烦躁不宁等患者。

听呼吸——适用于气血不足、头晕目眩、心神不宁等患者。

嘘字诀——适用于肝阳上亢、肝郁不舒、胸胁胀痛等患者。

呵字诀——适用于心火上炎、心烦不寐、胸闷、心区不舒等患者。

呼字诀——适用于脾运不健、纳呆腹胀等患者。

呬字诀——适用于胸闷不舒、咳逆气急等患者。

第三节　用意的辨证运用

静坐练功时的用意，通常均采用默想身体放松，默念字句，注意身体内外部位等方法，逐步使注意力集中，杂念排除，达到入静的要求。因此，一般可先进行放松，然后注意脐中。但有的病患者会因阴虚火旺，心情烦躁，不能安静，注意脐中有困难；有的则因上盛下虚，注意力集中在更低部位感到更好。所以，必须要根据具体的病情，做辨证指导。

静坐临床常用意守的辨证如下：

脐中——一般都可适用。

命门——适宜于肾阳不足、命门火衰、怕冷腰痛等患者。

少商——适宜于肺气不足、咳逆气喘等患者。

中冲——适宜于心气不足、心悸不宁等患者。

足三里——适宜于脾胃运化失常、腹胀腹痛等患者。

大敦——适宜于肝阳上亢、疏肝火旺等患者。

涌泉——适宜于肝肾不足、阴虚火旺、上盛下虚、头涨头痛、夜寐不宁等患者。

外景——适宜于心肝火旺、烦躁不宁、难以注意身体部位等的患者。

第四节 动功的辨证运用

静坐锻炼，必须动静结合，相互促进。如果选用的动功方法适当，则效果更好。

静坐临床常用动功的辨证如下：

头涨头痛——拍头、摩额、揉头皮、捏合谷、轻捶印堂。

耳鸣——鸣天鼓、窝耳拔气、插拉两耳、掸耳。

目眩眼花——揉眼角、撸眼、转眼。

鼻塞——擦鼻、刮鼻、摩鼻尖。

胸闷——摩胸呵气、撸胸顺气，双手齐伸，强化肺呼。

心悸——按摩神门、内关。

胁痛——摩肋嘘气。

腹胀——摩腹、转辘轳、托天、按摩足三里。

便秘——拍尾闾、摩腹、摩迎香。

腰酸痛——擦腰、活腰胯、转腰、拍腰、双手攀足、摇动托腰。

肩背酸痛——摇活两肩、抬手摸耳、转辘轳、开天辟地。

膝关节酸痛——摩膝、转膝。

失眠——按摩三阴交、擦涌泉。

图书在版编目（CIP）数据

静坐：流传千年的健身长寿秘法/舒建臣著. —沈阳：
辽宁科学技术出版社，2020. 7

ISBN 978-7-5591-1538-6

Ⅰ. ①静… Ⅱ. ①舒… Ⅲ. ①静功—养生（中医）
Ⅳ. ①R214

中国版本图书馆 CIP 数据核字（2020）第 040456 号

出版发行：辽宁科学技术出版社
　　　　　（地址：沈阳市和平区十一纬路 25 号　邮编：110003）
印 刷 者：辽宁新华印务有限公司
经 销 者：各地新华书店
幅面尺寸：155mm×225mm
印　　张：11. 5
字　　数：280 千字
出版时间：2020 年 7 月第 1 版
印刷时间：2020 年 7 月第 1 次印刷
责任编辑：郭　莹　邓文军
封面设计：魔杰设计
版式设计：袁　舒
责任校对：王玉宝

书　　号：ISBN 978-7-5591-1538-6
定　　价：35. 00 元

联系电话：024-23284370
邮购热线：024-23284502